LES COURANTS

DE LA

POLARITÉ

DANS L'AIMANT ET DANS LE CORPS HUMAIN

LOIS

DES ACTIONS DES COURANTS FOURNIS PAR LA PILE, L'AIMANT
LES MÉTAUX, LES MEMBRES HUMAINS, ETC.
APPLIQUÉS A LA SURFACE CUTANÉE DANS UN BUT EXPÉRIMENTAL
OU THÉRAPEUTIQUE

BASE SCIENTIFIQUE DE L'EMPLOI DE L'ÉLECTRICITÉ

DANS LES MALADIES RHUMATISMALES, NERVEUSES, MENTALES, ETC.

(118 *figures*).

PAR

Le Docteur CHAZARAIN

Ancien médecin des hôpitaux civils de Saint-Louis et de Sainte-Marie de Bathurst (Sénégambie), Lauréat de l'Académie de médecine

ET

CH. DÉCLE

Membre de l'association pour l'avancement des sciences

PARIS

CHEZ LES AUTEURS

Docteur CHAZARAIN, rue du Faubourg-Saint-Honoré, 236

CH. DÉCLE, rue Condorcet, 38

1887

TIRAGE : 1,200 Exemplaires
non mis dans le commerce (septembre 1887)

DES MÊMES AUTEURS :

Démonstration expérimentale de la Polarité du Corps humain. — (Non mis dans le commerce) Paris, août-décembre 1885.

Découverte de la Polarité humaine. — Paris, 1886.
(O. Doin, 8, place de l'Odéon).

Atlas démonstratif des Courants de la Polarité dans l'aimant et le corps humain, 118 figures (non mis dans le commerce). Paris, 1887.

Offert à la bibliothèque nationale de la rue de Richelieu —
Dr Chazarain

LES COURANTS

DE LA

POLARITÉ

DANS L'AIMANT ET DANS LE CORPS HUMAIN

COMMUNICATION PRÉSENTÉE AU CONGRÈS DE TOULOUSE
LE 26 SEPTEMBRE 1887
SUIVIE D'EXPÉRIENCES DÉMONSTRATIVES FAITES SUR UN SUJET

118 Figures

PARIS

Septembre 1887

Tirage 1,200 Exemplaires (non mis dans le commerce)

Paris 1887

LES COURANTS

DE LA

POLARITÉ

DANS L'AIMANT ET DANS LE CORPS HUMAIN

LOIS

DES ACTIONS DES COURANTS FOURNIS PAR LA PILE, L'AIMANT
LES MÉTAUX, LES MEMBRES HUMAINS, ETC.
APPLIQUÉS A LA SURFACE CUTANÉE DANS UN BUT EXPÉRIMENTAL
OU THÉRAPEUTIQUE

BASE SCIENTIFIQUE DE L'EMPLOI DE L'ÉLECTRICITÉ

DANS LES MALADIES RHUMATISMALES, NERVEUSES, MENTALES, ETC.

(118 *figures*).

PAR

Le Docteur CHAZARAIN

Ancien médecin des hôpitaux civils de Saint-Louis et de Sainte-Marie de Bathurst
(Sénégambie), Lauréat de l'Académie de médecine

ET

CH. DÉCLE

Membre de l'association pour l'avancement des sciences

PARIS

CHEZ LES AUTEURS

Docteur CHAZARAIN, rue du Faubourg-Saint-Honoré, 236

CH. DÉCLE, rue Condorcet, 38

1887

SUJET VU DE FACE

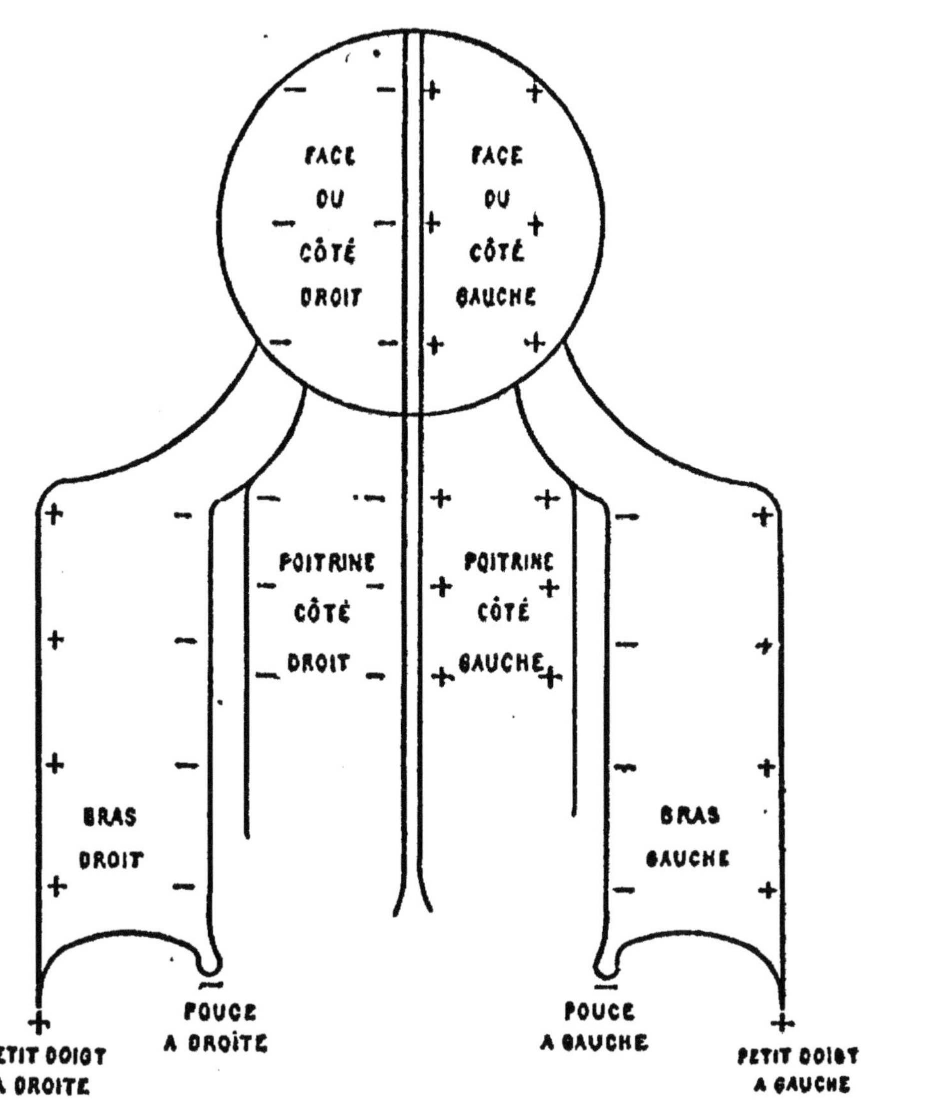

Les membres inférieurs sont polarisés, absolument comme les membres s é

SUJET VU DU DOS

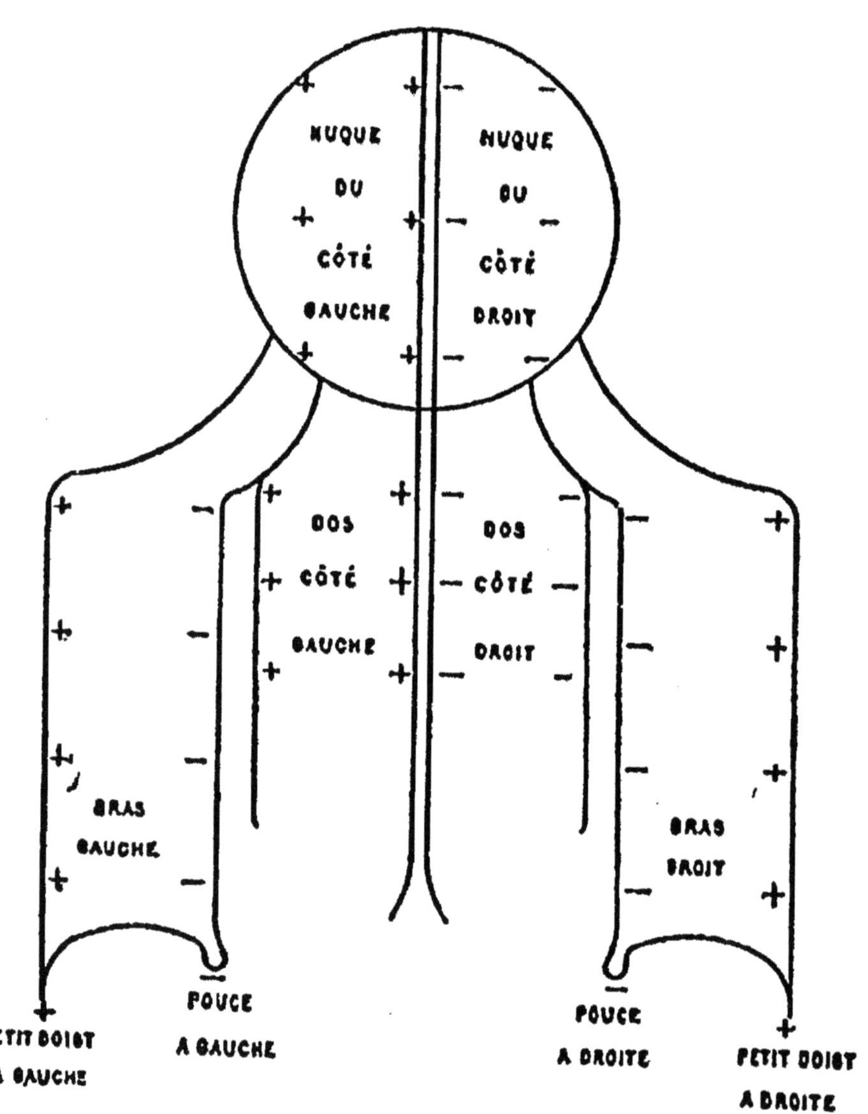

ieurs. Tout le côté externe est positif. Tout le côté interne est négatif.

LES COURANTS

DE LA

POLARITÉ

DANS L'AIMANT ET DANS LE CORPS HUMAIN

PREMIÈRE PARTIE

Exposé sommaire de la Polarité.

LA POLARITÉ HUMAINE ET UNIVERSELLE. — IDENTITÉ DES ACTIONS POLAIRES DE L'ÉLECTRICITÉ, DE L'AIMANT ET DES MEMBRES HUMAINS. — LE CÔTÉ GAUCHE DU BUSTE ET LE CÔTÉ EXTERNE DES MEMBRES SONT POSITIFS; LE CÔTÉ DROIT DU BUSTE ET LE CÔTÉ INTERNE DES MEMBRES SONT NÉGATIFS. — ACTIONS ISONOMES CONTRACTURANTES; ACTIONS HÉTÉRONOMES DÉCONTRACTURANTES; LES PREMIÈRES ENDORMENT, LES SECONDES RÉVEILLENT. — TRANSFERT DES ANESTHÉSIES ET DES CONTRACTURES PAR ACTION ISONOME; TRANSFERT DES HYPERESTHÉSIES PAR ACTION HÉTÉRONOME. — DIMINUTION ET AUGMENTATION DE LA FORCE MUSCULAIRE. — INTERVERSION DES PÔLES CHEZ LES GAUCHERS. — LA POLARITÉ DOMINE LA SUGGESTION ET PRESQUE TOUS LES MOYENS EMPLOYÉS A MODIFIER L'ÉTAT DES SENSITIFS. — LA POLARITÉ EST « LA LOI MÊME » DES ACTIONS ÉLECTRIQUES; ELLE EXPLIQUE LES EFFETS PHYSIOLOGIQUES DES APPLICATIONS ÉLECTRIQUES, MAGNÉTIQUES ET MÉTALLIQUES.

Lorsqu'il y a deux ans MM. les professeurs Bourru et Burot faisaient connaître aux membres de l'Association française pour l'avancement des sciences réunis à Grenoble l'action, sur les hystériques, des médicaments à distance et apportaient ainsi la preuve d'un nouveau mode de rayonnement des corps, nous étions, nous, en pleine étude des actions électriques résultant de leur contact ou de leur approche et, quelques mois plus tard, (décembre 1885) nous donnions la démonstration expérimentale de la polarité humaine et universelle, c'est-à-dire du rayonnement des corps des trois règnes de la nature, qui expliquait l'état hypnotique dans lequel les sujets des professeurs de Rochefort étaient tombés au contact de quelques substances (1).

Notre découverte de la polarité ne fut d'abord communiquée qu'à un très petit nombre de personnes, qui reçurent de nous une brochure avec gravures, tirée à un petit nombre d'exemplaires. Ce n'est qu'au mois d'août 1886 que nous nous décidâmes à donner une plus grande publicité aux résultats d'une partie de nos recherches, en faisant paraître notre mémoire « Découverte de la polarité humaine (2).

Ce n'était pourtant pas la première fois qu'on parlait de la polarité du corps humain ; elle avait été entrevue par Paracelse, Van Helmont, le P. Kircher, Mesmer, d'Eslon, Reichembach. Mais aucun de ces observateurs n'en avait donné la démonstration scientifique, ni indiqué nettement les applications qui pouvaient en être faites.

La découverte de la polarité humaine nous ayant conduits à celle d'un courant organique, « ascendant » d'un côté des membres, du tronc et de la tête, et « descendant » du côté opposé, et, comme conséquence, à la détermination du sens qu'il convient de donner aux courants électriques appliqués dans un but expérimental ou thérapeutique à la surface du corps, suivant qu'on désire augmenter ou modérer l'excitabilité neuro-musculaire, provoquer la contracture ou la décontracture, l'anesthésie ou l'hyperesthésie, l'anémie ou la congestion, il nous paraît nécessaire de faire précéder l'exposé de cette nouvelle étude, (objet principal de notre communication au congrès de Toulouse), d'un résumé de ce que nous avons dit de la polarité, soit dans nos mémoires précédents, soit dans nos précédentes communications.

La polarité humaine, réduite à sa plus simple expression, consiste en ceci : un même pôle d'une pile électrique, un même pôle d'un barreau aimanté appliqué sur le même côté d'un membre, du tronc ou de la tête d'un sensitif « en direction perpendiculaire » n'y détermine pas les mêmes changements d'état que sur le côté opposé : là où ce pôle contracture, l'autre pôle décontracture, et réciproquement.

(1) Démonstration expérimentale de la polarité du corps humain.

(2) Découverte de la polarité humaine, in-8°., (chez Doin), par le docteur Chazarain et Ch. Dècle.

Toute région d'un sensitif qui est contracturée par le pôle positif de la pile ou de l'aimant, est dite positive; toute région contracturée par le pôle négatif est dite négative.

On constate ainsi, que tout le côté gauche du tronc et de la tête et le côté externe des membres sont positifs : que tout le côté droit du tronc et de la tête et le côté interne des membres sont négatifs.

Non seulement chaque membre est bi-polaire, mais les doigts et les orteils le sont aussi: celle de leur face qui regarde le côté externe du membre est positive, celle qui regarde le côté interne est négative.

Les gauchers ont les pôles intervertis : il sont positifs par le côté droit du tronc et de la tête et le côté interne des membres, et négatifs par le côté gauche du tronc et de la tête et par le côté externe des membres.

Toute région positive, comme le pôle positif de l'aimant (N) ou de la pile, contracture ou anesthésie une région positive ; et toute région négative, comme le pôle négatif de l'aimant (S) ou de la pile, contracture ou anesthésie, une région négative, « quand l'application en est faite perpendiculairement à l'axe du tronc ou du membre du sujet, et cela, sans pression, ni contraction de la part de l'expérimentateur. »

Nous appelons application « isonome, » l'application d'un pôle positif, soit de la pile, soit de l'aimant, soit des membres humains, sur une région positive, ou l'application d'un pôle négatif sur une région négative.

Nous appelons application « hétéronome », l'application d'un pôle positif sur une région négative, ou celle d'un pôle négatif sur une région positive.

Les applications isonomes sont donc les applications d'un pôle de même nom, sur un pôle de même nom du sujet; les applications hétéronomes désignent les applications d'un pôle de nom contraire sur un pôle de nom contraire du sujet.

Tous les corps peuvent produire sur les sensitifs, mais à des degrés variables, les mêmes changements d'état dynamique que ceux déterminés par les pôles de l'aimant, de la pile, des membres humains; les uns agissent comme pôle positif et ont un rayonnement positif, les autres comme pôle négatif et ont un rayonnement négatif.

Les êtres vivants, l'homme, les animaux, les végétaux et aussi les cristaux, auxquels il faut bien reconnaitre un commencement de vie, possèdent les deux modes du rayonnement électrique : ils sont positifs par certains points de leur surface et négatifs par d'autres.

Les animaux, comme l'homme, sont positifs sur la moitié gauche du tronc et de la tête et sur la région externe des membres; ils sont négatifs par la moitié droite du tronc et de la tête et par le côté interne des membres.

Les végétaux sont positifs par leur sommet et négatifs par le côté de leur racine.

Les minéraux à l'état amorphe n'ont qu'une polarité. Mais les métaux sous forme allongée (bracelet ouvert) et dans certaines conditions que nous indiquerons ailleurs, deviennent bi-polaires.

Les acides sont positifs et les oxydes négatifs.

La lumière elle-même est polarisée : les rayons rouges sont positifs et les rayons bleus sont négatifs. Les premiers, dirigés à l'aide d'une loupe sur le côté gauche du tronc et de la tête ou sur le côté externe des membres y déterminent la contracture, que font cesser les rayons bleus ou toute autre action polaire négative; et réciproquement.

Nous avons dit que les applications isonomes sont contracturantes et les applications hétéronomes décontracturantes. C'est pour cela que, portées sur la tête, les premières provoquent le sommeil nerveux, et que les secondes le font cesser, car tout ce qui contracture (froid, pression forte, contraction prolongée et volontaire) endort; et tout ce qui décontracture (chaleur modérée, certaines frictions, etc.) réveille, le sommeil étant dû à l'anémie de la couche corticale du cerveau, occasionnée par la contraction tétanique des fibres musculaires de ses artères, et le réveil résultant de la cessation du spasme artériel et du rétablissement de la circulation normale. Mais ce ne sont pas leurs seules propriétés. Les applications isonomes produisent encore l'anesthésie, l'anémie locale, le transfert des contractures et des anesthésies, la répulsion et la diminution de la force musculaire. Les applications hétéronomes ramènent la sensibilité, transfèrent les hyperesthésies, attirent, congestionnent, augmentent la force musculaire (lorsqu'elles ne sont pas trop longtemps continuées); elles sont, en outre, dans ce cas, équilibrantes et reconstituantes. L'augmentation de la force musculaire déterminée par les applications hétéronomes (de courte durée) et la diminution de cette force après les applications isonomes se produisent chez les non sensitifs comme chez les sensitifs. Le dynamomètre indique, en effet, presque toujours une pression plus grande après les premières et moins grande après les secondes.

Enfin les unes et les autres créent une barrière infranchissable à la suggestion, chose importante à connaitre quand on songe à l'abus qu'on pourrait faire de ce puissant moyen thérapeutique. Toute suggestion de contracture ou d'anesthésie est, en effet, empêchée par une action hétéronome ; toute suggestion de décontracture ou d'hyperesthésie est empêchée par une action isonome (1).

La suggestion à réalisation post-hypnotique d'une hallucination, d'un acte quelconque, reste sans effet, si le sujet est soumis à une action hétéronome ou à toute autre action décontracturante, au moment fixé pour son développement, et cela, parce que le sujet suggestionné ne peut, dans ce moment, par le fait de l'application hétéronome, tomber en état de somnambulisme yeux ouverts, qui est la condition nécessaire à la production du phénomène. « Si le phénomène est commencé, une action décontracturante l'arrête, puis une action contracturante peut le ramener (2).

Cette prédominance de la polarité sur la suggestion se manifeste également à l'égard de la plupart des autres actions employées à modifier l'état dynamique des sensitifs. C'est ainsi que des frictions, des pressions, le voisinage d'un membre fortement contracté, des excitations sensorielles, des impressions psychiques, toutes causes enfin capables de déterminer la contracture, resteront le plus souvent sans effet, si le sujet subit une application hétéronome là où se porte l'excitation.

Quand les excitations sont de nature à produire la décontracture, une application isonome prévient ce résultat.

Il n'y a que les actions thermiques capables de lutter utilement d'influence avec la polarité, dont les applications isonomes ne peuvent contracturer un membre plongé dans l'eau chaude, ni le décontracturer quand il est dans l'eau froide.

La polarité agit même à travers la plupart des corps. Aussi peut-on contracturer un sujet en appliquant contre le côté interne d'un de ses membres (—) l'extrémité d'un bâton, d'une règle, d'un crayon, d'une tige de cuivre, de fer, un cordon retenu à l'autre bout sous le côté externe du pouce de l'opérateur (—) et le dé-

(1) Voir pour plus de détails sur les actions polaires, notre mémoire « Découverte de la Polarité humaine. » (O. Doin, Paris 1886).

(2) Comte A. de Rochas. 1887.

contracturer en prenant ensuite ce bout, « sans pression », sous le côté externe du petit doigt.

C'est pour cela, qu'en tenant à pleine main un morceau de bois découpé en forme de fer à cheval, on peut agir sur les grands sensitifs comme avec un véritable aimant recourbé, parce que, dans ce cas, la branche en rapport avec le pouce devient négative comme le côté interne de la main et la branche en rapport avec le petit doigt devient positive comme le côté externe de la main. Mais il n'en serait pas de même, si le bois était déposé sur une table et sans rapport avec l'expérimentateur, tandis qu'un aimant agit ainsi par lui-même, en vertu de sa polarité. (1)

Pourtant certaines personnes ont cru avoir fait une objection sérieuse à notre théorie de la polarité parce qu'elles ont contracturé ou décontracturé leurs sujets, en approchant d'eux l'une ou l'autre de leurs mains armée d'un faux aimant, ne se doutant pas que leur expérience était une nouvelle preuve de la réalité de notre découverte.

On voit, par ce qui précède, bien que nous n'ayons pu qu'effleurer la question, que la polarité donne mieux que tout autre mode d'excitation les moyens de modifier à volonté la sensibilité et la motilité, d'agir sur la circulation et la nutrition et, par conséquent, de produire dans l'homme des changements de la plus

(1) Nous n'attribuons pas à la polarité seule les phénomènes provoqués par les applications manuelles. Nous tenons compte de deux grands facteurs : la température du membre et son état de rigidité ou de relâchement, état qui peut se répéter par contagion, chez le sujet, même à distance, en vertu de la tendance que possèdent les corps rapprochés, surtout quand ils se ressemblent, à équilibrer leurs mouvements moléculaires.

C'est ainsi que deux pianos vibrant à l'unisson étant placés à côté l'un de l'autre, si l'on fait résonner une corde du premier, la corde correspondante du second résonnera aussi.

C'est en vertu de la même loi que le courant du fil d'une bobine dont les extrémités communiquent avec les pôles d'une pile, engendre un courant dans le fil d'une seconde bobine qui l'entoure ou qui est entourée par elle.

C'est bien *par contagion* que les magnétiseurs, quand ils ne font pas de la suggestion, peuvent quelquefois, sans observer les lois de la polarité, modifier l'état de certains sujets. Mais cette contagion est soumise, elle aussi, à des lois qui, pour n'avoir pas encore été formulées, n'en existent pas moins; et c'est parce que la plupart des expérimentateurs les ignorent, qu'ils provoquent souvent des phénomènes inverses de ceux qu'ils désirent, et qu'ils attribuent à leur volonté ceux qu'ils obtiennent après les avoir voulus, alors qu'ils sont dus à la contagion, quand il y a eu concordance entre leur volonté et la forme des mouvements vibratoires de leur main ou de toute autre partie de leur corps.

(Extrait d'un mémoire des mêmes auteurs déposé à l'Institut.)

haute importance, puisqu'ils peuvent être équilibrants ou perturbateurs, curatifs ou maladifs.

Par elle on saura, par exemple, que les maladies occasionnées par l'anémie des centres nerveux (névroses, vésanies) réclament, dans le traitement de leur cause et dans leurs principales manifestations, les applications hétéronomes; que celles dont la lésion dynamique est une congestion, sont tributaires des applications isonomes, et que la substitution d'une action à une autre est, en pareil cas, toujours nuisible.

En un mot, la « polarité est la loi même des actions électriques » provoquées par les applications de l'électricité rayonnante, et nous verrons bientôt qu' « elle est aussi la cause de la direction des courants du corps humain », direction qui change avec les côtés du tronc, de la tête et des membres, ces côtés étant analogues à des branches d'aimant.

Grâce à la polarité, on possède désormais l'explication de ce qu'on a appelé les incertitudes et les obscurités de la métallothérapie externe, de la magnéto-thérapie ainsi que de l'électrothérapie. On comprend, par elle, que si tel métal contracture là où un autre décontracture, c'est qu'ils sont de polarité différente; que le même métal porté sur l'avant-bras d'un hystérique pourra le contracturer un jour et ne plus le contracturer le lendemain; (ce qui arrive si ce métal, étant positif, a été placé d'abord sur le côté externe (+) puis sur le côté interne (—).

On comprend encore que, si l'application de deux métaux, faite transversalement sur un même côté, n'est suivie d'aucun effet, c'est qu'ils se neutralisent parce que l'un est positif et l'autre négatif.

Les effets résultant de l'application de rondelles de bois, que l'on a vues provoquer les mêmes phénomènes que les métaux et les aimants, n'ont, eux aussi, plus rien qui nous étonne, puisqu'une rondelle, si elle provient d'une section transversale de la tige d'un végétal, est positive par celle de ses faces qui, dans la plante, regardait le sommet, et négative par celle qui regardait la racine.

On s'explique enfin pourquoi les actions transversales, en position perpendiculaire des deux pôles d'un aimant ou d'une pile, sont tantôt nulles, tantôt anesthésiantes ou contracturantes, tantôt suivies de décontracture et du retour de la sensibilité.

La cause en est dans ce fait que, dans l'application transversale des deux pôles sur un même côté d'un membre, du tronc ou de la tête, l'action de l'un est détruite par l'action de l'autre, et qu'ainsi elle ne peut amener aucun changement; que l'application bi-latérale anesthésie ou contracture quand elle est isonome, et qu'elle décontracture ou esthésie quand elle est hétéronome.

On voit que les phénomènes sont bien soumis à des lois et ne dépendent pas du hasard ; s'ils se sont montrés incertains, c'est que les expérimentateurs, ne soupçonnant pas la polarité, plaçaient les pôles tantôt en isonome, tantôt en hétéronome.

SECONDE PARTIE

Les courants de l'aimant et du corps humain. — Leur direction. — Lois de leurs actions.

I

DISTINCTION ENTRE LES ACTIONS POLAIRES ET LES ACTIONS DE COURANT. — LES APPLICATIONS PERPENDICULAIRES DE L'AIMANT ET DES MEMBRES DONNENT LIEU A DES ACTIONS POLAIRES (ISONOMES OU HÉTÉRONOMES). — LES APPLICATIONS LONGITUDINALES DONNENT LIEU A DES COURANTS ANALOGUES A CELUI DE LA PILE.

Après avoir reconnu que les applications perpendiculaires de l'aimant (1) et des membres humains sur les sensitifs se comportaient comme les applications analogues des pôles de la pile, il était naturel de se demander si l'aimant et le corps humain n'étaient pas parcourus par des courants allant, comme celui venant de la pile, de leurs pôles positifs à leurs pôles négatifs, et si les phénomènes provoqués par ces applications n'étaient pas aussi bien le fait de ces courants (distincts des courants des cordons nerveux) que le fait de la polarité.

C'est, en effet, la question que nous nous sommes posée et que des milliers d'expériences faites sur un grand nombre de sujets nous ont permis de résoudre par l'affirmative.

Mais au moment de la publication de notre « Découverte de la Polarité humaine, » nous n'avons pas cru pouvoir dire, dans un premier travail, tout ce que nous savions sur cette importante question. Nous avions souci de ne pas confondre, dans l'esprit du lecteur, les actions de la polarité proprement dite, résultant des applications perpendiculaires, avec celle des courants longi-

(1) Voici ce qu'un maître en électro-thérapie pense du mode d'action des aimants : « Les effets physiologiques des applications magnétiques sur l'homme sain sont tout à fait inconnus. — Il est douteux que les règles qui devraient présider à l'application des aimants puissent être formulées avant qu'on soit parvenu à se faire une idée exacte du mécanisme de leur action.— Les épreuves tentées jusqu'à ce jour n'apprennent rien relativement au mécanisme de l'action des aimants. »

(TRIPIER. *Manuel d'électro-thérapie*, p. 336 et 337.)

tudinaux engendrés par les applications longitudinales, (et dont nous avions reconnu la direction et les lois), parce qu'il y a entre elles de telles analogies, qu'il en fût résulté une confusion de prime abord.

Nous eussions dû peut-être, dans notre Mémoire, recommander aux personnes qui voudraient répéter nos expériences, de ne faire, si elles voulaient rester dans la polarité, que des actions perpendiculaires à la direction des membres ou du tronc du sujet, en se servant des aimants, de l'électricité et des mains.

Mais nous pensions, non sans raison, que l'expérimentateur se placerait nécessairement devant son sujet et que, dans cette position, (qu'il ne vient à l'idée de personne de remplacer par une autre, parce qu'elle est naturelle et qu'on en chercherait vainement une d'aussi commode), les applications manuelles seraient faites de telle sorte que ce devait être les extrémités des membres qui regarderaient le sujet, et qu'ainsi elles n'agiraient que par l'action polaire des parties mises en rapport.

Quand, en effet, le sujet est devant nous et nous regarde, si nous voulons actionner la tête pour produire le sommeil, nous le faisons naturellement en dirigeant les extrémités de notre main soit vers le front, soit vers la nuque.

Si c'est sur le devant de la poitrine ou sur le dos que notre action s'exerce, notre main est encore en direction perpendiculaire à la surface du corps du sujet.

Nous sommes également portés, en agissant sur les membres, à donner à nos membres et à nos doigts une direction presque perpendiculaire, surtout lorsque nous voulons rechercher la polarité particulière à chaque côté du membre.

Alors, nous dirigeons le côté externe de notre pouce ou de notre petit doigt perpendiculairement sur le côté du pouce ou sur le côté du petit doigt du sujet.

La même remarque est à faire pour les applications de l'aimant.

Nous présentons un des bouts d'un barreau aimanté au petit doigt ou au pouce, perpendiculairement à son axe. Si nous nous servons d'un barreau en fer-à-cheval, nous le prenons par sa courbure et nous le tenons à peu près perpendiculairement suspendu au-dessus du membre.

Quand nous recourons aux pôles de la pile, nous plaçons les

électrodes en face l'une de l'autre : l'une sur le côté interne, l'autre sur le côté externe du membre.

Eh bien, dans toutes ces positions, pourvu que la main de l'expérimentateur n'ait aucune raideur, que l'aimant ne soit pas en contact avec ses doigts, et que les électrodes ne pressent pas les parties sur lesquelles elles sont appliquées, il n'y a pas d'autre influence que celle de la polarité.

Dans ces conditions, les actions polaires isonomes sont toujours contracturantes et anesthésiantes; les actions polaires hétéronomes toujours résolutives et esthésiantes.

Mais il n'en est plus de même lorsque l'aimant, la main, le courant de la pile sont appliqués longitudinalement. Ici nous nous trouvons en présence d'actions de courants dont la direction, autant et plus que la position des pôles (surtout dans les positions isonomes), détermine la nature des phénomènes. Ce sont ces courants de l'aimant et du corps humain que personne, ce nous semble, n'a démontrés jusqu'à ce jour, dont nous venons aujourd'hui faire connaître l'existence et les lois.

On comprendra combien il importe de les connaître quand on verra que la direction du courant humain n'est pas la même des deux côtés du tronc et de la tête, du côté externe et du côté interne des membres, et que les applications du courant continu (fourni par la pile, par l'aimant ou par toute autre source d'électricité dynamique) donnent naissance à des phénomènes dont le caractère change suivant que le courant appliqué et le courant du sujet ont la même direction ou une direction contraire.

PLANCHE I

ACTION DU COURANT CONTINU RECTILIGNE EN APPLICATION LONGITUDINALE

(Fig. 1.) (Fig. 2.)

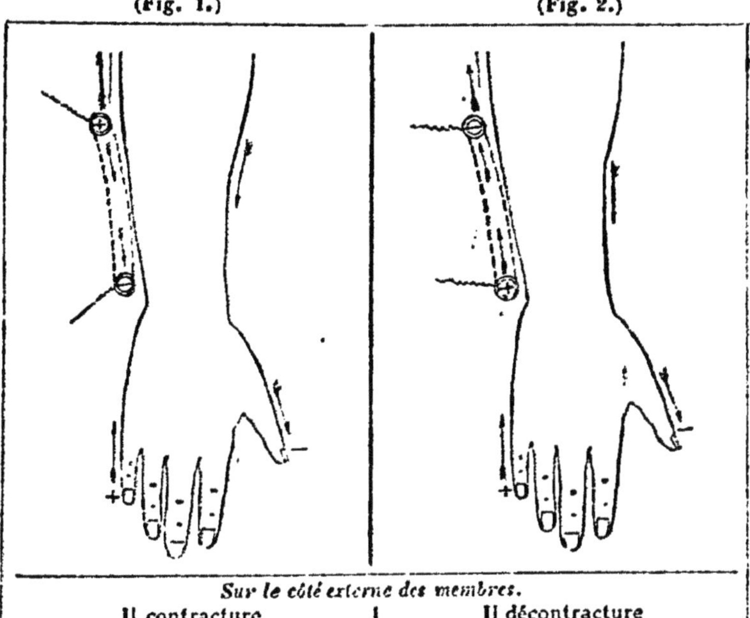

Sur le côté externe des membres.

Il contracture en direction *descendante.*	Il décontracture en direction *ascendante.*

(Fig. 3.) (Fig. 4.)

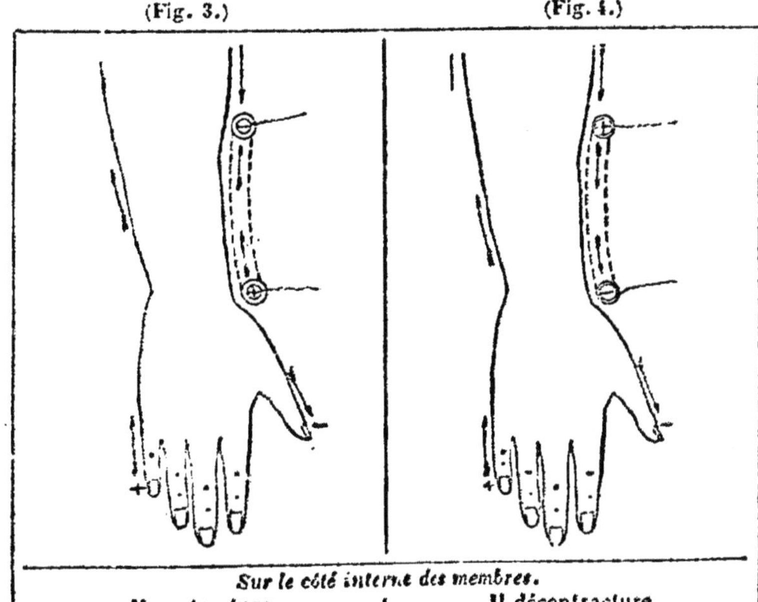

Sur le côté interne des membres.

Il contracture en direction *ascendante.*	Il décontracture en direction *descendante.*

II

Action du courant de la pile appliqué longitudinalement. — Courant rectiligne et courant curviligne

Examinons d'abord quels sont les phénomènes résultant des applications longitudinales du courant continu de la pile; puis nous leur comparerons ceux que provoquent l'aimant et les membres humains appliqués aussi longitudinalement, et nous verrons que, dans les trois cas, les phénomènes sont *identiques.*

§ 1. — Action du courant rectiligne appliqué longitudinalement (sur un seul côté.)

1° Sur les membres.

Si nous contracturons, par un moyen quelconque, un des membres du sujet, et si nous appliquons ensuite les électrodes du courant continu (un ou deux éléments) sur le « côté externe » du membre, le pôle positif en bas et le pôle négatif en haut, ce qui donne un courant « ascendant », puisqu'il est reconnu que le courant, hors de la pile, va du pôle positif au pôle négatif Pl. I, fig. 2), la résolution en est la conséquence.

Si, ensuite, la position des pôles est renversée, c'est-à-dire si le pôle (+) est mis en haut et le pôle (—) en bas, cette position provoque la contracture du membre (Pl. I, fig. 1).

Ici, le courant est *descendant.*

Agissons maintenant sur le côté interne du membre, en plaçant l'électrode (+) en haut et l'électrode (—) en bas (pl. 1, fig. 4).

Nous obtenons la décontracture par courant *descendant.*

Renversons la position des pôles, en portant (+) en bas et (—) en haut, la contracture reparaît avec le courant *ascendant* (pl. I, fig. 3).

Remettons le pôle (+) en haut et le pôle (—) en bas, la contracture disparaît avec le courant *descendant* (pl. I, fig. 4).

PLANCHE II

ACTION DU COURANT RECTILIGNE, EN APPLICATION LONGITUDINALE UNI-LATÉRALE

(Fig. 5.) (Fig. 6.)

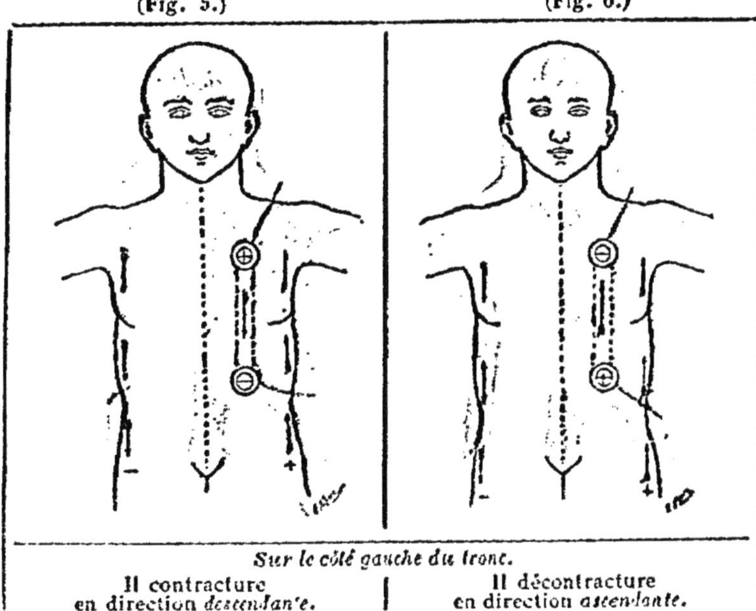

Sur le côté gauche du tronc.

Il contracture en direction *descendante*. | Il décontracture en direction *ascendante*.

(Fig. 7.) (Fig. 8.)

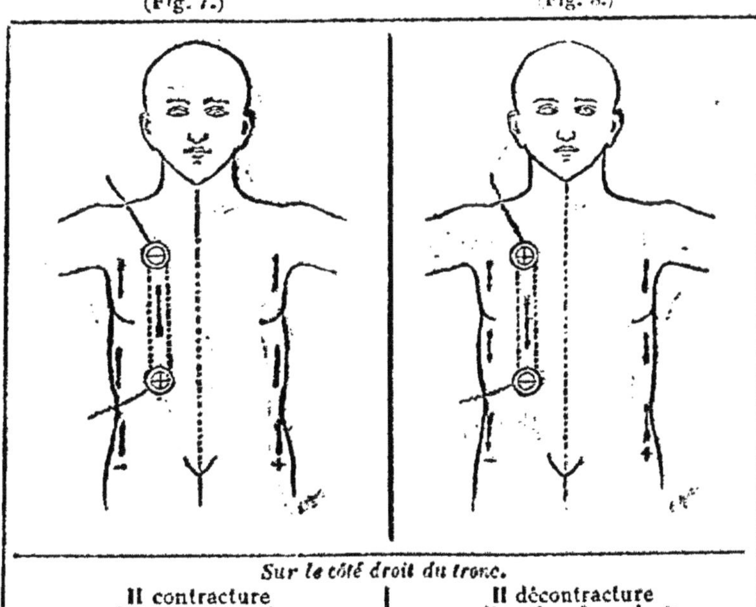

Sur le côté droit du tronc.

Il contracture en direction *ascendante*. | Il décontracture en direction *descendante*.

2° Sur le tronc.

Si nous appliquons le courant sur le côté gauche du tronc, nous déterminons la contracture en direction *descendante* (pl. II, fig. 5) et la décontracture en direction *ascendante* (fig. 6).

Si nous portons le courant sur le côté droit, la direction *ascendante* (fig. 7) contracture; la direction *descendante* (fig. 8) produit la résolution de la contracture.

PLANCHE III

ACTION DU COURANT CONTINU RECTILIGNE EN APPLICATION LONGITUDINALE UNI-LATÉRALE

Sur la tête.

(Fig. 9.) (Fig. 10.)

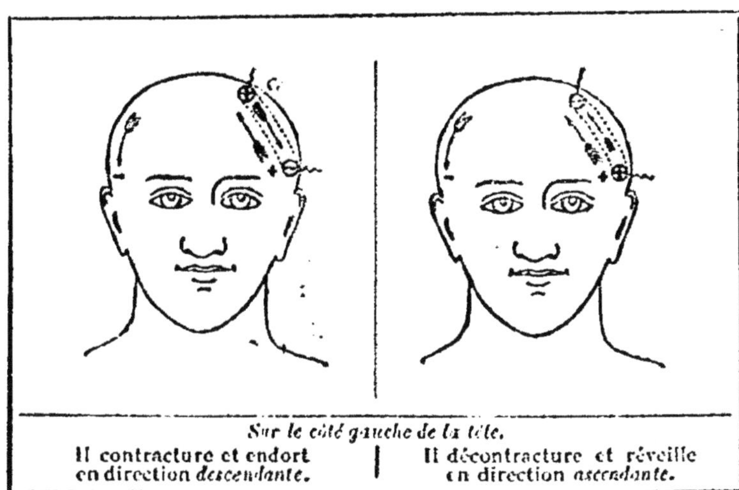

Sur le côté gauche de la tête.

Il contracture et endort en direction *descendante.* | Il décontracture et réveille en direction *ascendante.*

(Fig. 11.) (Fig. 12.)

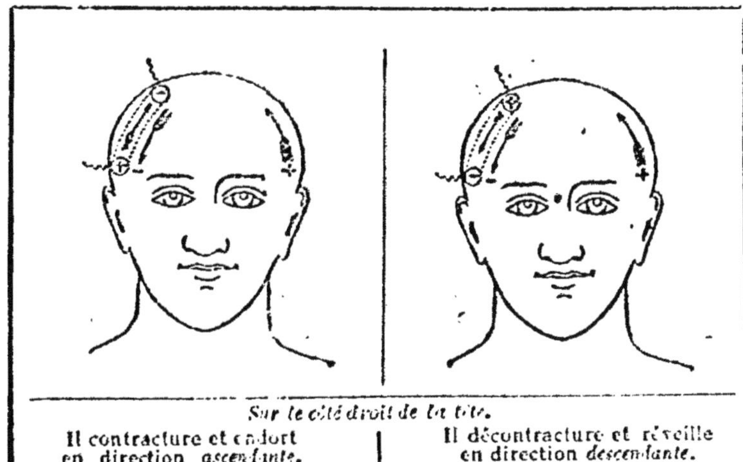

Sur le côté droit de la tête.

Il contracture et endort en direction *ascendante.* | Il décontracture et réveille en direction *descendante.*

3° Sur la tête.

Sur la tête, le courant descendant endort à gauche (fig. 9) et réveille à droite (pl. III, fig. 10).

Le courant ascendant (fig. 11) endort à droite et réveille à gauche. (fig. 12.)

Ainsi le courant continu longitudinal, appliqué d'un seul côté des membres, du tronc et de la tête (1).

Contracture :

1° En direction ascendante, sur le côté interne des membres (fig. 3) et sur la moitié droite du tronc (fig. 7) ;

2° En direction descendante sur le côté externe des membres (fig. 1) et sur la moitié gauche du tronc (fig. 5).

Décontracture :

1° En direction ascendante sur le côté externe des membres (fig. 2) et sur la moitié gauche du tronc. (fig. 6.)

2° En direction descendante, sur le côté interne des membres (fig. 4) et sur la moitié droite du tronc. (fig. 8).

Endort :

1° En direction descendante sur la moitié gauche de la tête (fig. 9) ;

2° En direction ascendante sur la moitié droite de la tête (fig. 11).

Réveille :

1° En direction descendante sur le côté droit de la tête (fig. 12) ;

2° En direction ascendante sur le côté gauche de la tête (fig. 10).

§ 2. — Action longitudinale du courant de la pile appliqué bi-latéralement sur les membres, le tronc et la tête, en suivant une tige métallique recourbée (courant curviligne).

Si au lieu de faire une application longitudinale du courant sur un seul côté des membres, du tronc ou de la tête, on place une électrode d'un côté et l'autre du côté opposé, en les réunissant (pour diriger le courant) par une tige de cuivre recourbée en fer à cheval appliquée sur le sujet, on obtient ainsi un courant ayant une direction ascendante dans une branche de la tige et descendante dans l'autre branche.

(1) Nous avons remarqué que les phénomènes ne changent pas quand le courant, au lieu d'être porté directement sur la peau, traverse et suit une tige métallique recourbée, dont une seule branche est appliquée longitudinalement.

PLANCHE IV

ACTION DU COURANT CURVILIGNE, EN APPLICATION LONGITUDINALE BI-LATÉRALE SUR LES MEMBRES.

(Fig. 13.) (Fig. 14.)

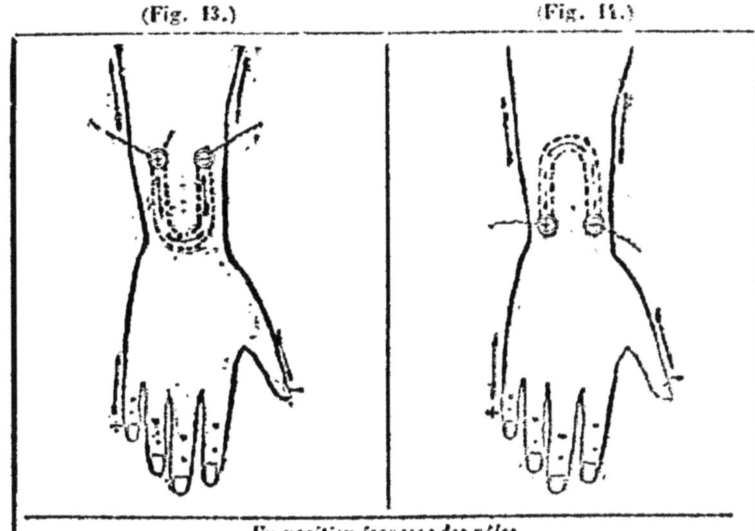

En position isonome des pôles.

Il contracture :	Il décontracture :
Quand les extrémités de la tige recourbée regardent la racine du membre.	Quand les extrémités de la tige recourbée regardent les bouts des doigts.
Ce qui fait un courant *descendant* externe, *ascendant* interne.	Ce qui fait un courant *ascendant* externe, *descendant* interne.

(Fig. 15.) (Fig. 16.)

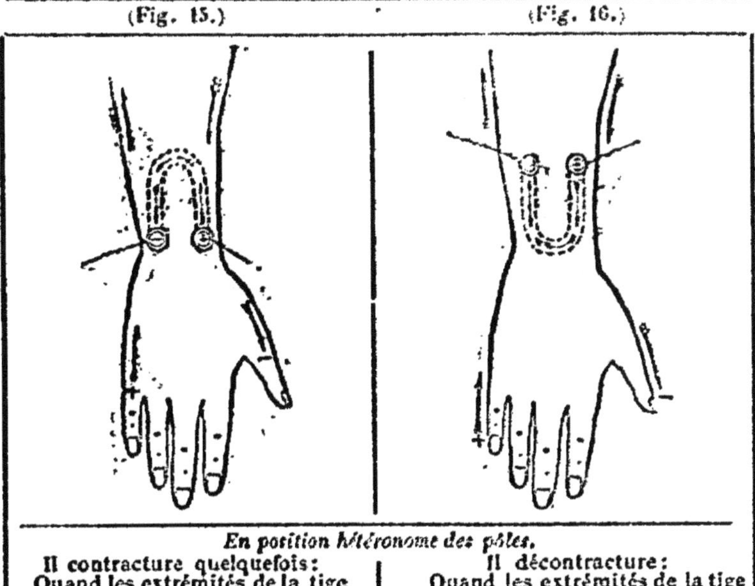

En position hétéronome des pôles.

Il contracture quelquefois :	Il décontracture :
Quand les extrémités de la tige recourbée regardent les bouts des doigts.	Quand les extrémités de la tige recourbée regardent la racine du membre.
Ce qui fait un courant *ascendant* interne, *descendant* externe.	Ce qui fait un courant *descendant* interne, *ascendant* externe.

En renversant la direction des branches de cette tige, on renverse instantanément le sens du courant, de sorte que chaque électrode, sans se déplacer, reste en rapport avec la même branche et vers son extrémité, ce qui permet aussitôt de juger de l'influence du sens du courant sur la nature du phénomène provoqué.

1° APPLICATION SUR LES MEMBRES.

L'application bi-latérale du courant est faite :
en position isonome des pôles,
ou en position hétéronome.

(*A*) L'application bi-latérale du courant continu,
« en position *isonome* ». (Pl. IV, fig. 13 et 14).

Contracture :

Quand les extrémités de la tige conductrice regardent la racine du membre, (fig. 13), c'est-à-dire :

En direction *descendante* sur le côté externe des membres;
Et en direction *ascendante* sur le côté interne des membres.

Décontracture :

Quand les extrémités de la tige recourbée regardent les bouts des doigts, (fig. 14) c'est-à-dire :

En direction *ascendante* sur le côté externe des membres;
Et en direction *descendante* sur le côté interne des membres.

(*B*) L'application bi-latérale du courant continu,
« en position *hétéronome* ». (Pl. IV, fig. 15 et 16).

Contracture parfois (et anesthésie toujours) :

Quant les extrémités de la tige regardent les bouts des doigts (fig. 15) c'est-à-dire :

En direction *ascendante* sur le côté interne (fig. 15) ;
Et en direction *descendante* sur le côté externe (fig. 15).

Décontracture absolument,

Quand les extrémités de la tige regardent la racine du membre, (fig. 16) c'est-à-dire :

En direction *descendante* sur le côté interne;
Et en direction *ascendante* sur le côté externe.

PLANCHE V

ACTION DU COURANT CONTINU CURVILIGNE EN APPLICATION LONGITUDINALE BI-LATÉRALE (L'un des pôles à droite, l'autre à gauche)

Sur le tronc.

(Fig. 17.)

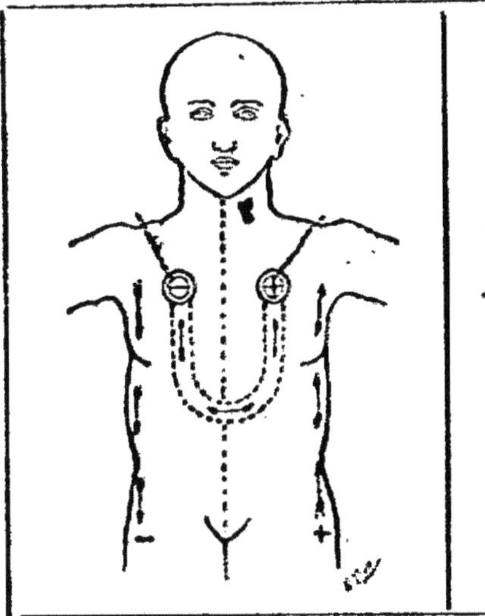

(Fig. 18.)

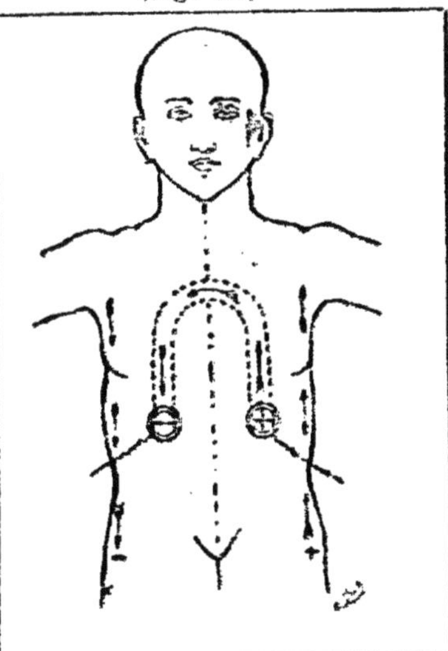

En position isonome des pôles

Il contracture :
Quand les extrémités de la tige recourbée regardent en *haut.*
Ce qui fait un courant *ascendant* à droite, *descendant* à gauche

Il décontracture :
Quand les extrémités de la tige recourbée regardent en *bas.*
Ce qui fait un courant *descendant* à droite, *ascendant* à gauche.

(Fig. 19.)

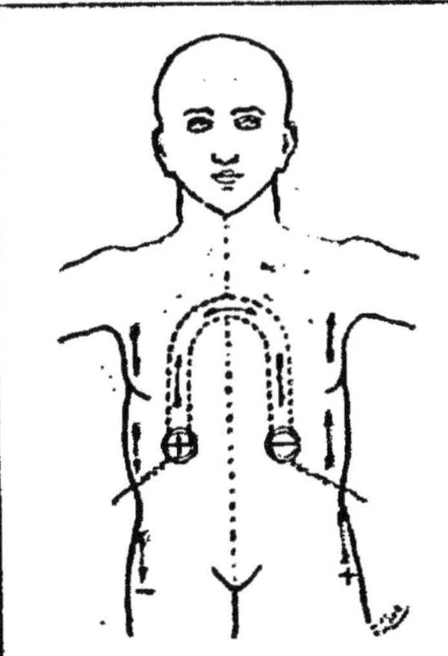

(Fig. 20.)

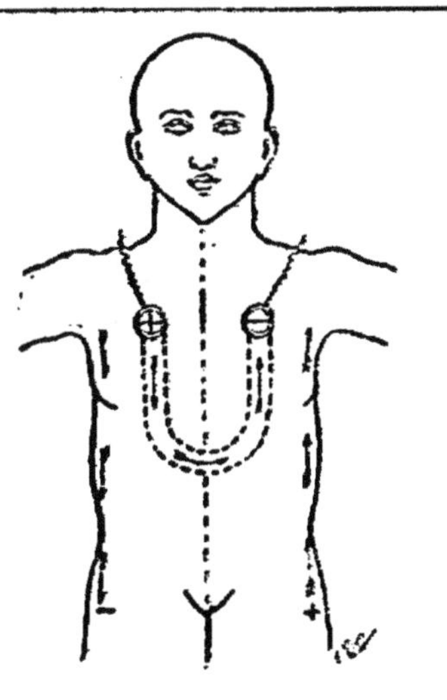

En position hétéronome des pôles

Il contracture quelquefois :
Quand les extrémités de la tige recourbée regardent en *bas.*
Ce qui fait un courant *ascendant* à droite, *descendant* à gauche

Il décontracture :
Quand les extrémités de la tige recourbée regardent en *haut.*
Ce qui fait un courant *descendant* à droite, *ascendant* à gauche

2° APPLICATION SUR LE TRONC.

L'application bi-latérale du courant continu sur le tronc, est faite, soit en avant, soit en arrière,

en position isonome (fig. 17 et 18) :
ou en position hétéronome (fig. 19 et 20).

(*C*) L'application bi-latérale faite sur le tronc « en position *isonome* »

Contracture :
Quand les extrémités de la tige regardent en haut (fig. 17) :
En direction descendante sur le côté gauche.
Et en direction ascendante sur le côté droit;

Décontracture :
Quand les extrémités de la tige regardent en bas (fig. 18).
En direction ascendante sur le côté gauche;
Et en direction descendante sur le côté droit.

(*B*) L'application bi-latérale faite sur le tronc, « en position *hétéronome* »

Contracture parfois (et anesthésie toujours) :
Quand les extrémités regardent en bas (fig. 19) ;
En direction ascendante sur le côté droit ;
Et en direction descendante sur le côté gauche.

Décontracture :
Quand les extrémités regardent en haut (fig. 20).
En direction descendante sur le côté droit;
Et en direction ascendante sur le côté gauche.

PLANCHE VI

ACTION DU COURANT CONTINU CURVILIGNE
EN APPLICATION LONGITUDINALE BI-LATÉRALE
(L'un des pôles à droite, l'autre à gauche).

Sur la tête.

(Fig. 21.)

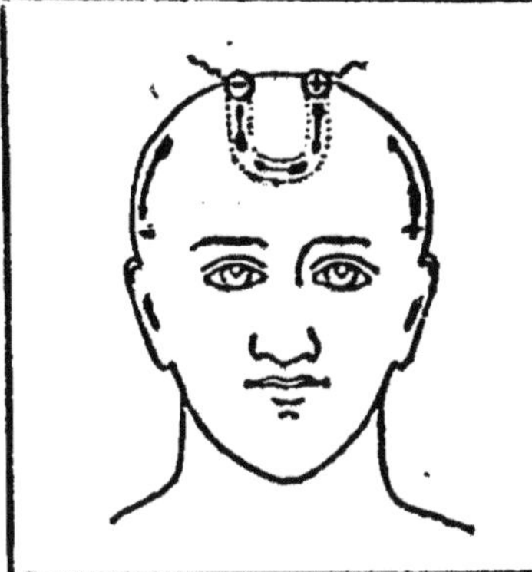

(Fig. 22.)

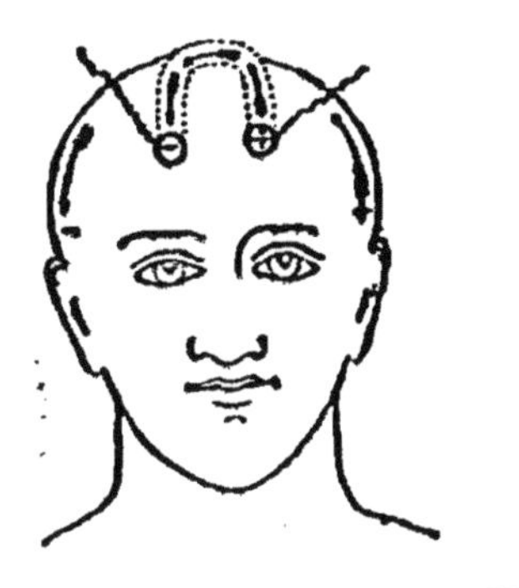

En position isonome des pôles.

Il endort :
Quand les extrémités de la tige recourbée regardent en haut.
Ce qui fait un courant *ascendant* à droite, *descendant* à gauche.

Il réveille :
Quand les extrémités de la tige recourbée regardent en bas.
Ce qui fait un courant *descendant* à droite, *ascendant* à gauche.

Sur la tête.

(Fig. 23.)

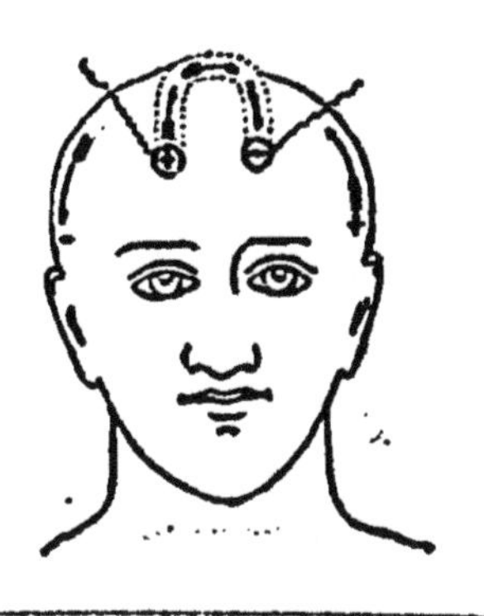

(Fig. 24.)

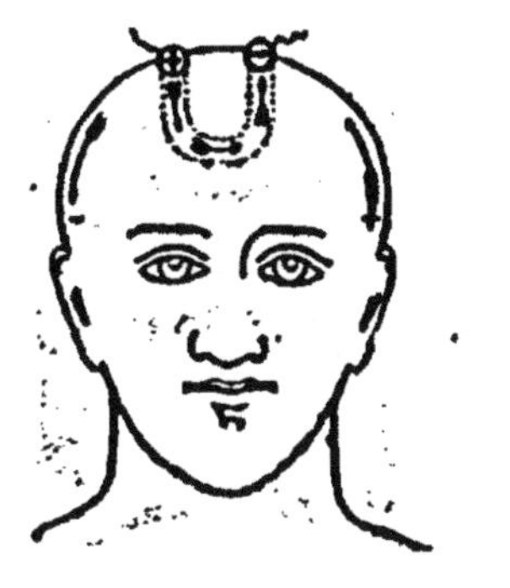

En position hétéronome des pôles.

Il endort parfois :
Quand les extrémités de la tige recourbée regardent en bas.
Ce qui fait un courant *ascendant* à droite, *descendant* à gauche.

Il réveille :
Quand les extrémités de la tige recourbée regardent en haut.
Ce qui fait un courant *descendant* à droite, *ascendant* à gauche.

3° APPLICATION SUR LA TÊTE.

L'application bi-latérale du courant continu sur la tête, peut être faite, soit sur le front ou sur la nuque.
en position isonome (fig. 21 et 22);
ou en position hétéronome fig. 23 et 24).

(*A*) L'application bi-latérale du courant continu sur la tête, « en position *isonome* »

Endort :

Quand les extrémités de la tige recourbée regardent en haut (fig. 21).
En direction descendante sur le côté gauche ;
Et en direction ascendante sur le côté droit.

Réveille :

Quand les extrémités de la tige regardent en bas (fig. 22).
En direction descendante sur le côté droit ;
Et en direction ascendante sur le côté gauche.

(*B*) L'application bi-latérale du courant continu sur la tête, « en position *hétéronome* »

Endort quelquefois :

Quand les extrémités de la tige regardent en bas (fig. 23).
En direction descendante sur le côté gauche ;
Et en direction ascendante sur le côté droit ;

Réveille :

Quand les extrémités de la tige regardent en haut (fig. 24).
En direction ascendante sur le côté gauche ;
Et en direction descendante sur le côté droit.

Tels sont les résultats des applications longitudinales du courant continu de la pile sur les membres, sur le tronc et sur la tête des sensitifs hypnotisables.

Ces résultats nous démontrent :

Que la même direction du courant longitudinal donne des effets inverses sur le côté externe et le côté interne des membres, sur la moitié gauche et la moitié droite du tronc et de la tête ;

1° En effet, le courant *descendant* (rectiligne ou curviligne);

Contracture :

S'il est appliqué sur le côté externe des membres, et sur la moitié gauche du tronc.

PLANCHE VII

ACTION DE LA BRANCHE (N) DE L'AIMANT EN FER A CHEVAL
EN APPLICATION LONGITUDINALE

Sur les membres.

(Fig. 25.) (Fig. 26.)

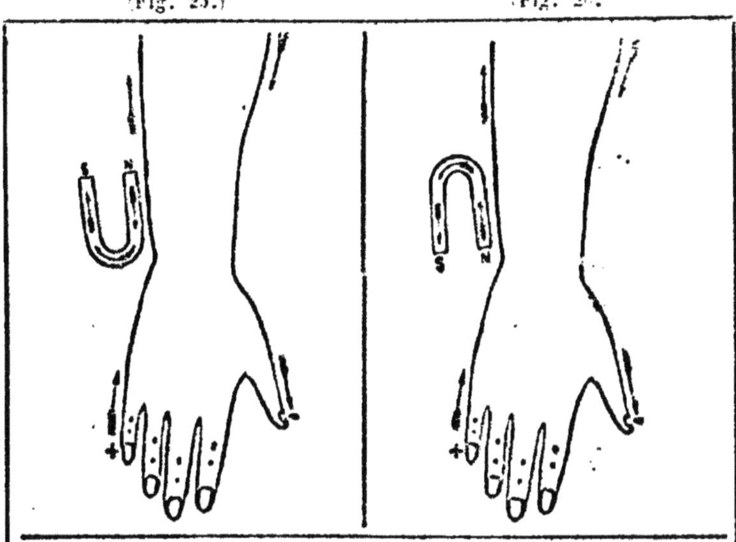

En position isonome (sur côté externe.)

Elle contracture. Quand l'extrémité polaire regarde *en haut* : (La racine du membre).	Elle décontracture. Quand l'extrémité polaire regarde *en bas* : (L'extrémité du membre).

(Sur le côté interne d'un membre).

(Fig 27.) (Fig. 28.)

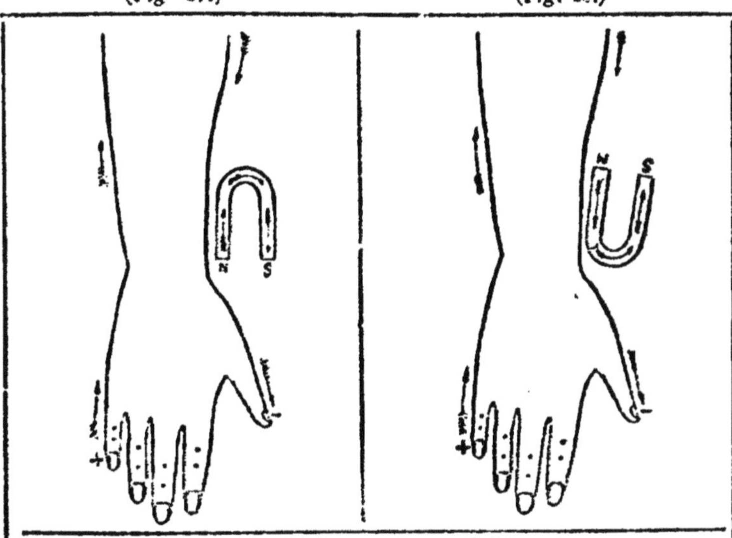

En position hétéronome (sur coté interne.)

Elle contracture quelquefois. Quand l'extrémité polaire regarde *en bas* : (L'extrémité du membre.)	Elle décontracture. Quand l'extrémité polaire regarde *en haut* : (La racine du membre.)

Endort :
S'il est appliqué sur la moitié gauche de la tête.

Décontracture :
S'il est appliqué sur le côté interne des membres et sur la moitié droite du tronc.

Réveille :
S'il est porté sur la moitié droite de la tête.

2° Le courant *ascendant* (rectiligne ou curviligne);

Contracture :
S'il est appliqué sur la moitié interne des membres et sur la moitié droite du tronc;

Endort :
S'il est porté sur la moitié droite de la tête.

Décontracture :
S'il est appliqué sur le côté externe des membres et sur la moitié gauche du tronc.

Réveille :
S'il est porté sur la moitié gauche de la tête.

III

Action de l'aimant en fer à cheval appliqué longitudinalement.

§ I. — ACTION D'UNE SEULE BRANCHE EN APPLICATION UNI-LATÉRALE SUR LES MEMBRES.

1° Contracturons par un moyen quelconque un des membres du sujet et appliquons la branche (N) de l'aimant en fer à cheval sur le côté externe du membre, l'extrémité de la branche étant tournée en bas, vers l'extrémité du petit doigt, ce qui fait une position isonome, (Pl. VII, fig. 26.)

La résolution en est la conséquence.

Si ensuite la branche (N) est retournée (c'est-à-dire, si son extrémité polaire est dirigée vers la racine du membre) (fig. 25), cette position, ou plutôt cette direction provoque la contracture du membre.

Rendons à l'aimant sa première position (fig. 26), nous avons la décontracture.

PLANCHE VIII

ACTION DE LA BRANCHE (S) DE L'AIMANT EN FER A CHEVAL
EN APPLICATION LONGITUDINALE

Sur le côté interne d'un membre

(Fig. 29.) (Fig. 30.)

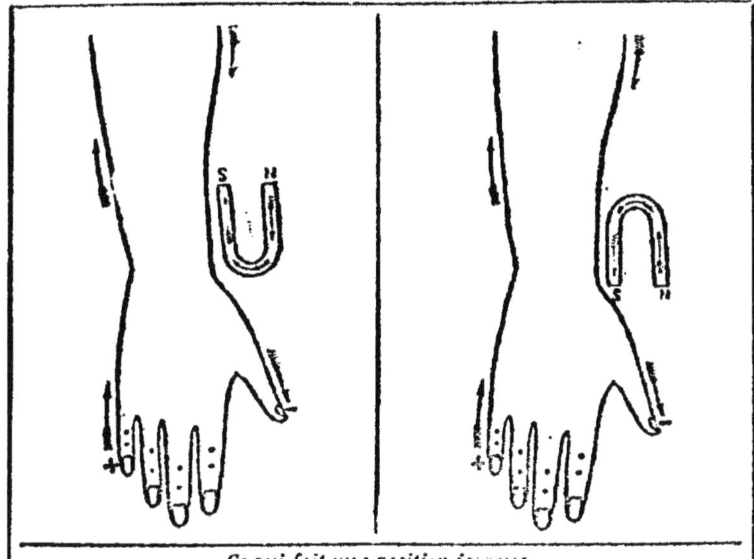

Ce qui fait une position isonome.

Elle contracture: Quand l'extrémité polaire regarde en *haut*: (La racine du membre.)	Elle décontracture: Quand l'extrémité polaire regarde en *bas*: (L'extrémité du membre.)

Sur le côté externe d'un membre.

(Fig. 31.) (Fig. 32.)

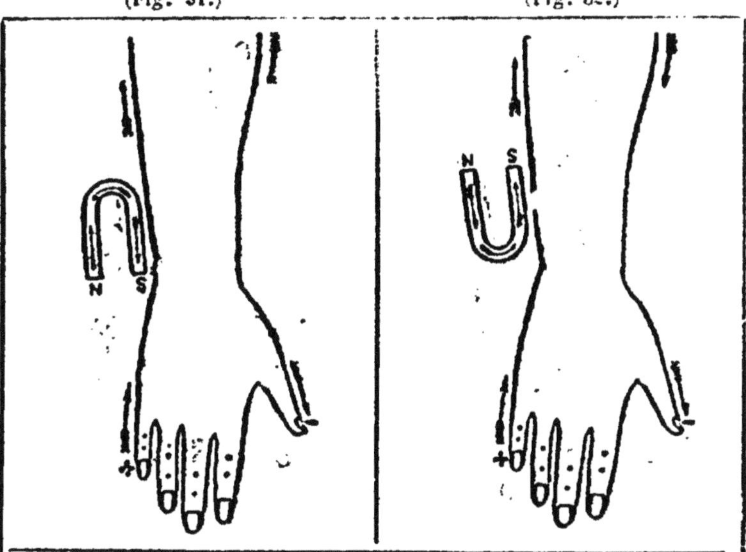

Ce qui fait une position hétéronome.

Elle contracture quelquefois: Quand l'extrémité polaire regarde en *bas*: (L'extrémité du membre.)	Elle décontracture : Quand l'extrémité polaire regarde en *haut*: (La racine du membre.)

2° Si nous nous servons de la branche S (—) de l'aimant, nous obtenons encore dans la position isonome :

La contracture :

Quand l'extrémité polaire de la branche regarde en haut (fig. 30), c'est-à-dire vers la racine du membre.

Et la décontracture :

Quand la même extrémité regarde en bas (fig. 29), c'est-à-dire vers l'extrémité des doigts.

PLANCHE IX

ACTION DE LA BRANCHE (N) DE L'AIMANT EN FER A CHEVAL
EN APPLICATION LONGITUDINALE
sur le côté gauche du tronc.

(Fig. 33.) (Fig. 34.)

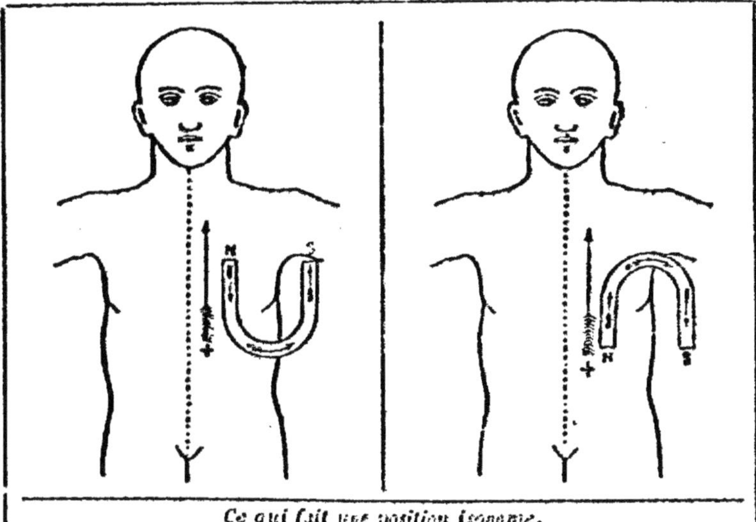

Ce qui fait une position isonome.

Elle contracture. Quand l'extrémité polaire regarde en *haut*.

Elle décontracture. Quand l'extrémité polaire regarde en *bas*.

ACTION DE LA BRANCHE (S) EN APPLICATION LONGITUDINALE
sur le côté gauche du tronc.

(Fig. 35.) (Fig. 36.)

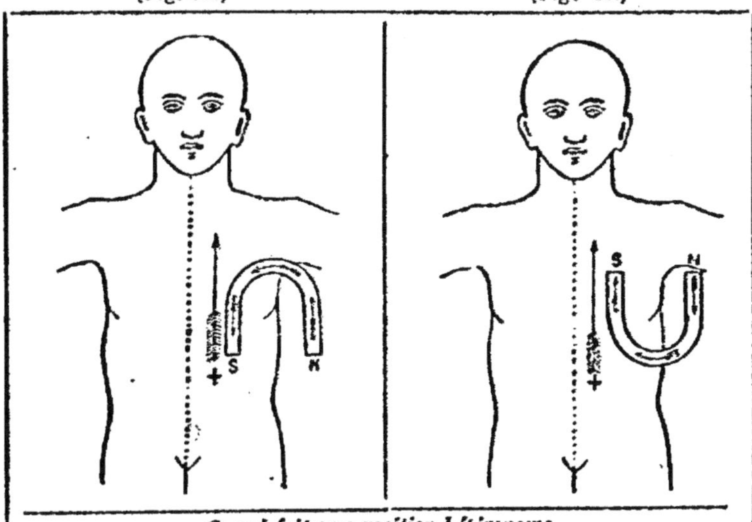

Ce qui fait une position hétéronome.

Elle contracture quelquefois. Quand l'extrémité polaire regarde en *bas*.

Elle décontracture. Quand l'extrémité polaire regarde en *haut*.

SUR LE TRONC.

La branche (N) de l'aimant appliquée sur le côté gauche du tronc,
Position *isonome*, (Pl. IX, fig. 33 et 34).

Contracture,
Quand son extrémité polaire regarde en haut (fig. 33).

Décontracture:
Quand son extremité polaire regarde en bas (fig. 34)

La branche (S) appliquée sur le côté gauche,
Position *hétéronome*,

Contracture quelquefois :
Quand son extrémité polaire regarde en bas.

Décontracture :
Quand son extrémité polaire regarde en haut.

PLANCHE X

ACTION DE LA BRANCHE N DE L'AIMANT EN FER A CHEVAL, EN APPLICATION LONGITUDINALE

sur le côté gauche de la tête.

(Fig. 37.) (Fig. 38.)

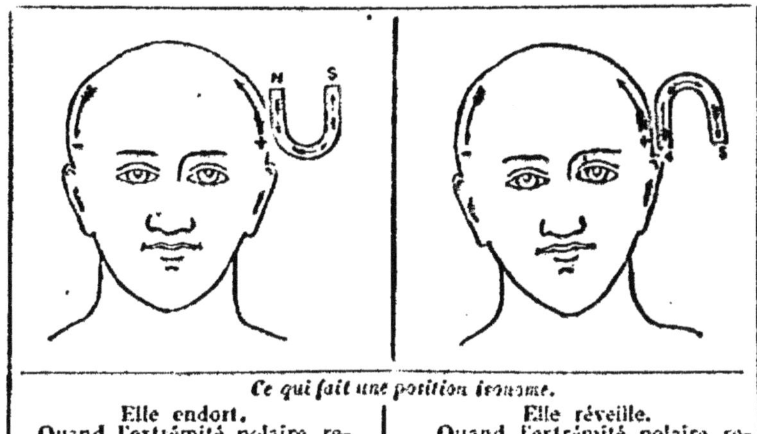

Ce qui fait une position isonome.

Elle endort. Quand l'extrémité polaire regarde en *haut*.	Elle réveille. Quand l'extrémité polaire regarde en *bas*.

EN APPLICATION LONGITUDINALE

sur le côté droit de la tête.

(Fig. 39.) (Fig. 40.)

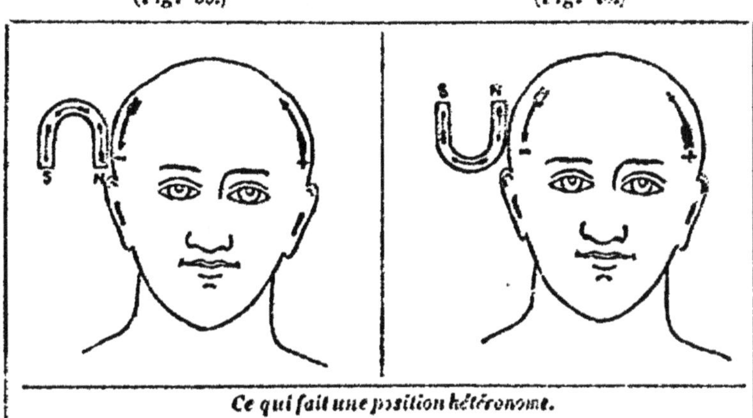

Ce qui fait une position hétéronome.

Elle endort quelquefois. Quand l'extrémité polaire regarde en *bas*.	Elle réveille. Quand l'extrémité polaire regarde en *haut*.

Sur la tête.

La branche (N) de l'aimant sur le côté gauche (Pl. X). Position *isonome.*

Endort,
Quand son extrémité polaire regarde en haut (fig. 37).

Réveille :
Quand son extrémité polaire regarde en bas (fig. 38).

La branche (N) sur le côté droit de la tête.
Position *hétéronome.*

Endort :
Quand son extrémité polaire regarde en bas (fig. 39).

Réveille :
Quand son extrémité polaire regarde en haut (fig. 40).

Nota. — « L'application hétéronome » de l'une ou l'autre branche.

Contracture quelquefois :
Quand l'extrémité polaire regarde en bas (fig. 27, 31, 35, 39).

Décontracture toujours :
Quand l'extrémité polaire regarde en haut (fig. 28, 32, 36, 40).

Si l'application porte sur la tête, la contracture qui s'y produit exceptionnellement est suivie de sommeil; la décontracture entraîne le réveil.

§ 2. — Action des deux branches de l'aimant en fer a cheval, en application longitudinale faite bi-latéralement sur les membres, le tronc et la tête.

Après avoir opéré avec une seule branche de l'aimant, nous allons employer simultanément les deux branches, en les plaçant dans le sens longitudinal soit sur les membres, l'une en dedans, l'autre en dehors, soit sur le tronc ou la tête, l'une à droite, l'autre à gauche.

Nous verrons qu'en renversant la direction des branches, comme nous l'avons fait pour la tige de laiton recourbée dirigeant le courant de la pile, nous obtenons également, tout en leur conservant la même position (isonome ou hétéronome), des phénomènes différents.

Voici, en effet, le résultat de ces applications:

PLANCHE XI

ACTION DE L'AIMANT EN FER A CHEVAL EN APPLICATION LONGITUDINALE BI-LATÉRALE

sur un membre.

(Fig. 41.)

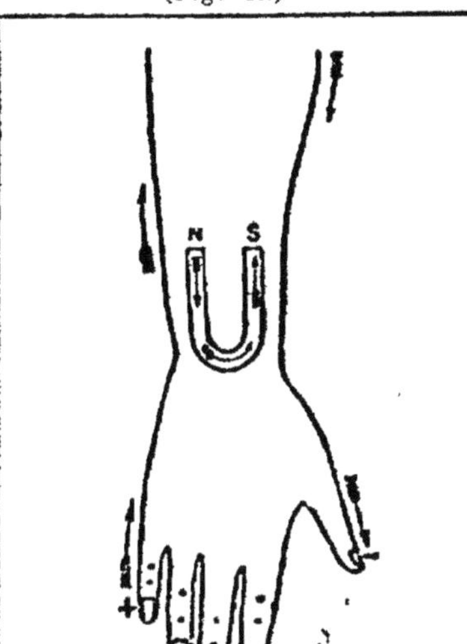

(Fig. 42.)

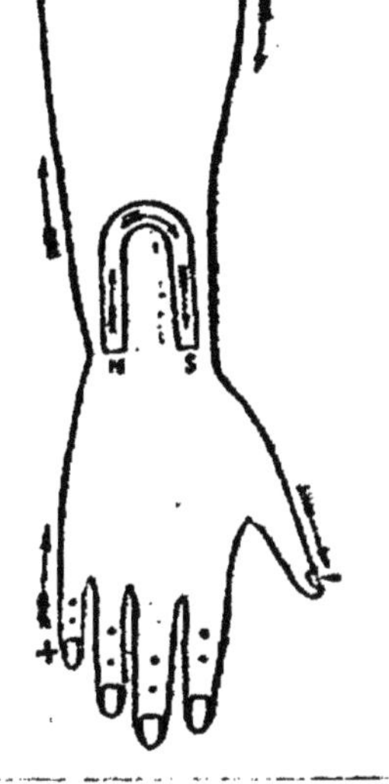

En position isonome.

Il contracture
Quand ses extrémités polaires regardent en *haut* (la racine du membre).

Il décontracture
Quand ses extrémités polaires regardent en *bas* (l'extrémité du membre).

(Fig. 43.)

(Fig. 44.)

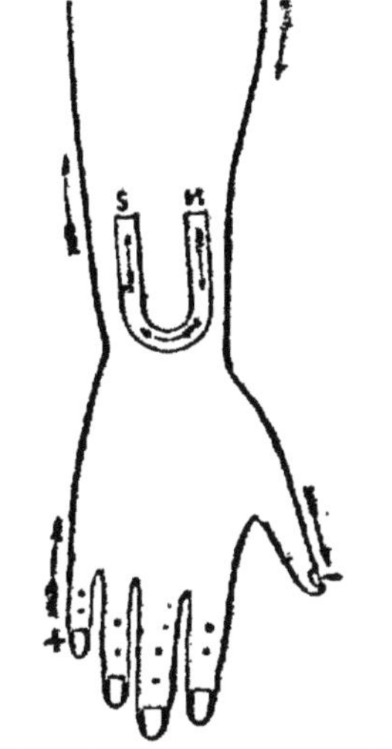

En position hétéronome.

Il contracture quelquefois
Quand ses extrémités polaires regardent en *bas* (les extrémités du membre).

Il décontracture
Quand ses extrémités polaires regardent en *haut* (la racine du membre).

Sur les membres.

L'application bi-latérale de l'aimant sur les membres est faite :

En position isonome (pl. XI, fig. 41 et 42).
Ou en position hétéronome (fig. 43 et 44).

(*A*) L'application bi-latérale de l'aimant,
« en position *isonome* ».

Contracture :
Quand les extrémités des branches regardent la racine du membre (fig. 41).

Décontracture :
Quand les extrémités des branches regardent les bouts des doigts (fig. 42).

(*B*) L'application bi-latérale de l'aimant,
« en position *hétéronome* ».

Contracture quelquefois (et anesthésie toujours.)
Quand les extrémités des branches regardent les bouts des doigts (fig. 43).

Décontracture :
Quand les extrémités des branches regardent la racine du membre (fig. 44).

PLANCHE XII

ACTION DE L'AIMANT EN FER A CHEVAL
EN APPLICATION LONGITUDINALE BI-LATÉRALE
Sur le tronc.

(Fig. 45.) (Fig. 46.)

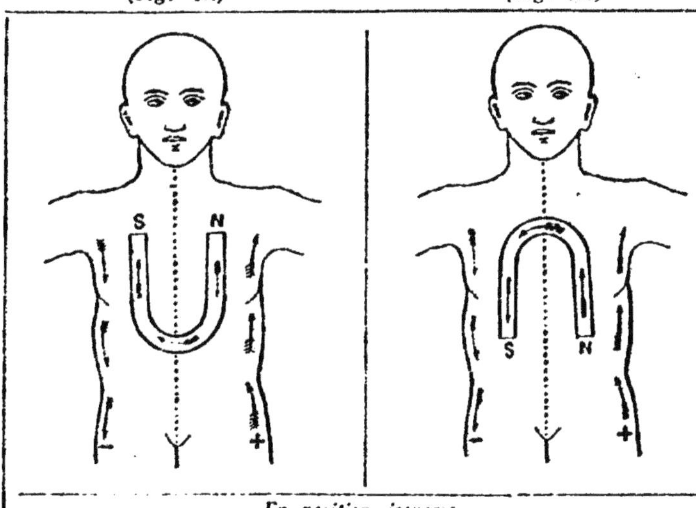

En position isonome.

Il contracture Quand ses extrémités polaires regardent en *haut.*	Il décontracture Quand ses extrémités polaires regardent en *bas.*

(Fig. 47.) (Fig. 48.)

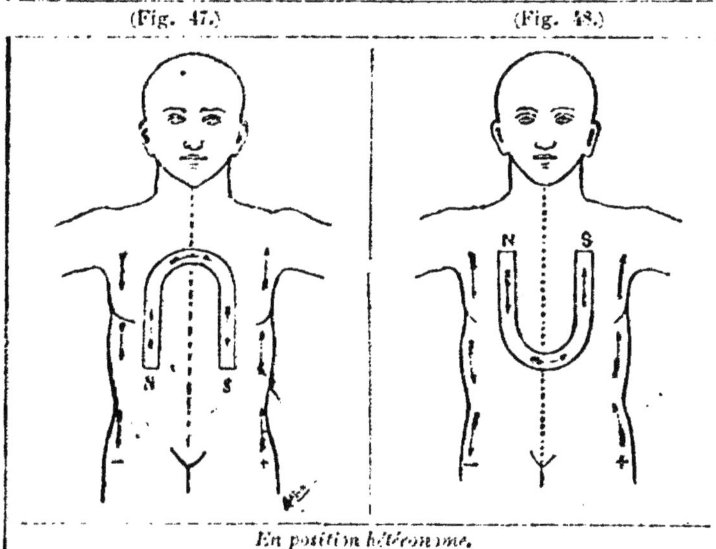

En position hétéronome.

Il contracture quelquefois Quand ses extrémités polaires regardent en *bas.*	Il décontracture Quand ses extrémités polaires regardent en *haut.*

Sur le tronc.

L'application bi-latérale de l'aimant sur le tronc est faite :

En position isonome (pl. XII. fig. 45 et 46).
Ou en position hétéronome (fig. 47 et 48).

L'application faite,
« en position *isonome* » :

Contracture :
Quand les extrémités des branches regardent en haut (fig. 45).

Décontracture :
Quand les extrémités des branches regardent en bas (fig. 46).

L'application bi-latérale faite,
« en position *hétéronome* ».

Contracture quelquefois (et anesthésie toujours).
Quand les extrémités des branches regardent en bas (fig. 47).

Décontracture :
Quand les extrémités des branches regardent en haut (fig. 48).

PLANCHE XIII

ACTION DE L'AIMANT EN FER A CHEVAL
EN APPLICATION LONGITUDINALE BI-LATÉRALE

Sur la tête.

(Fig. 49.) (Fig. 50.)

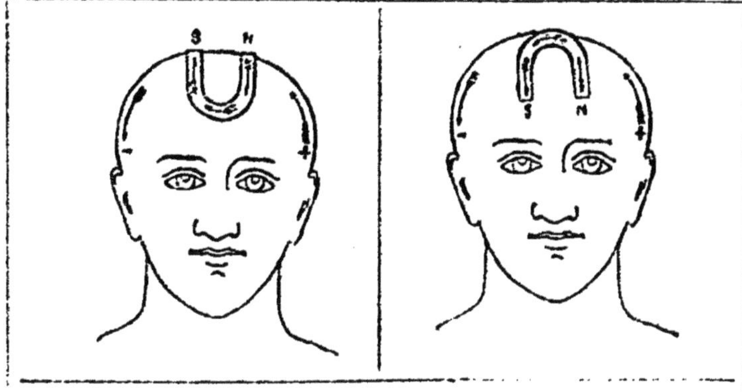

En position isonome.

Il endort Quand ses extrémités polaires regardent en *haut.*	Il réveille Quand ses extrémités polaires regardent en *bas.*

(Fig. 51.) (Fig. 52.)

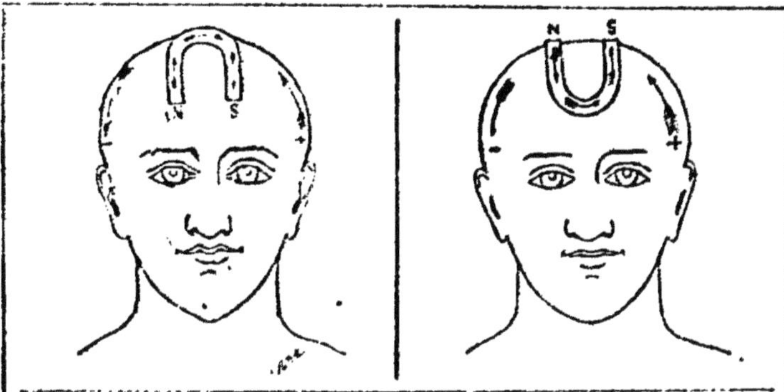

En position hétéronome.

Il endort quelquefois Quand ses extrémités polaires regardent en *bas.*	Il réveille Quand ses extrémités polaires regardent en *haut.*

Sur la tête.

L'application bi-latérale de l'aimant sur la tête, « en position *isonome* » (pl. XIII, fig. 49 et 50).

Endort :

Quand les extrémités des branches regardent en haut (fig. 49).

Réveille :

Quand les extrémités des branches regardent en bas (fig. 50).

L'application faite,
« en position *hétéronome* » (fig. 51 et 52).

Endort quelquefois :

Quand les extrémités des branches regardent en bas (fig. 51).

Réveille :

Quand les extrémités des branches regardent en haut (fig, 52).

IV

Examen comparatif des effets résultant des applications longitudinales du courant continu et des applications longitudinales de l'aimant. — Ces effets sont identiques et cette identité est la conséquence de l'existence dans l'aimant d'un courant allant (comme celui venant de la pile) de son pôle positif (N) à son pôle négatif (S).

En comparant les deux séries d'expériences que nous venons de faire avec le courant de la pile et celui de l'aimant recourbé en fer à cheval, nous observons que lorsqu'une direction semblable de l'aimant et de la tige recourbée, conductrice du courant de la pile, provoque le même phénomène, le pôle (N) de l'aimant occupe la même position que le pôle (+) de la pile, le pôle (S) du premier, la même position que le pôle (—) de la seconde.

Donc, le pôle (N) de l'aimant correspond au pôle positif de la pile et le pôle (S) au pôle négatif.

Et comme le courant sortant de la pile va du pôle (+) au pôle (—) il faut en conclure qu'il existe un courant dans l'aimant en fer à cheval comme dans la pile, et que ce courant, analogue à celui de la pile, marche du pôle (N) vers le pôle (S).

(L'aimant serait ainsi une sorte d'accumulateur électrique).

Nous pouvons désormais préciser le sens du courant de l'aimant aussi bien que celui sortant de la pile, et, par conséquent, prévoir les phénomènes que son application doit déterminer selon sa direction.

Toutes nos expériences nous ayant donné les mêmes résultats avec le courant de la pile et le courant de l'aimant, quand la position des pôles et le sens du courant ont été les mêmes, nous démontrent :

1° Que le courant de l'aimant comme celui venant de la pile, donne des résultats qui changent avec sa direction et avec le côté des membres, du tronc et de la tête, sur lequel il est appliqué, soit qu'on emploie une seule branche, soit qu'on emploie les deux. En effet, le courant *descendant* de l'aimant comme le courant descendant de la pile:

Contracture (toujours en position isonome, (quelquefois seulement en hétéronome) :
S'il est appliqué sur le côté externe des membres et sur la moitié gauche du tronc.

Endort toujours en position isonome, (quelquefois en position hétéronome):
S'il est porté sur la moitié gauche de la tête.

Décontracture :
S'il est appliqué sur le côté interne des membres et sur la moitié droite du tronc.

Réveille:
S'il est porté sur la moitié droite de la tête.

2° Que le courant *ascendant* de l'aimant comme celui de la pile :

Contracture toujours en position isonome, (quelquefois en position hétéronome) :
S'il est appliqué sur le côté interne des membres et sur la moitié droite du tronc.

Endort toujours en position isonome (quelquefois en position hétéronome) :
S'il est porté sur la moitié droite de la tête.

Décontracture :
Appliqué sur le côté externe des membres et sur la moitié gauche du tronc.

Réveille :
S'il est porté sur la moitié gauche de la tête.

Remarque. — Nous avons déjà dit que les tiges métalliques recourbées en forme de bracelet ouvert se comportaient à l'égard des sensitifs comme de véritables aimants, lorsqu'elles sont appliquées perpendiculairement. Eh bien, il en est de même dans les applications longitudinales, ce qui prouve que ces tiges sont parcourues, ainsi que l'aimant, par un courant qui va du pôle primitivement reconnu positif au pôle reconnu négatif, les deux pôles conservant la polarité qu'ils ont d'abord manifestée.

V

Action des membres humains appliqués longitudinalement.

Nos premiers mémoires relatifs à la polarité humaine ont déjà démontré l'identité d'action des applications perpendiculaires des membres humains et de l'aimant en fer à cheval, quand le côté extérieur du petit doigt occupe la position du pôle (N) et le côté extérieur du pouce celle du pôle (S). Cela nous a permis de pouvoir considérer chaque membre de l'homme comme un véritable aimant dont le côté externe (côté du petit doigt) serait la branche (N) et le côté interine (côté du pouce) la branche (S).

Pour que la démonstration soit complète, il nous faut donner la preuve que l'homme et les animaux possèdent, en outre, dans leur organisme un courant analogue à celui de l'aimant et à celui de la pile, c'est-à-dire un courant allant, dans les membres, du petit doigt (côté externe) (pôle N ou +) au pouce (côté externe) (pôle S ou —), c'est-à-dire ascendant du côté externe et descendant du côté interne, et allant dans le tronc et la tête, du côté gauche (N ou +) au côté droit (S ou —) c'est-à-dire ascendant à gauche et descendant à droite) et montrer enfin que les applications de ce courant provoquent les mêmes phénomènes que le courant de l'aimant et celui de la pile quand leur direction est identique.

Voyons donc ce qui résulte des applications longitudinales des membres d'un expérimentateur (la main, le pied, le bras, la jambe, le tronc et la tête se remplacent sans différence aucune dans les résultats) sur les membres, le tronc et la tête d'un sujet.

§ 1. — Application longitudinale d'un seul côté de la main (ou du pied, ou du tronc, ou de la tête) sur un seul côté des membres, du tronc ou de la tête d'un sujet.

L'application (isonome ou hétéronome) est faite en sens inverse, c'est-à-dire les extrémités des doigts de l'expérimentateur tournées vers la racine du membre du sujet, ou dans le même sens, c'est-à-dire les extrémités des doigts de l'expérimentateur tournées vers les extrémités des doigts du sujet.

PLANCHE XIV (1)

ACTION DU BORD EXTERNE D'UN MEMBRE EN APPLICATION LONGITUDINALE
CONTRE LE BORD EXTERNE D'UN AUTRE MEMBRE

(Fig. 53.) (Fig. 54.)

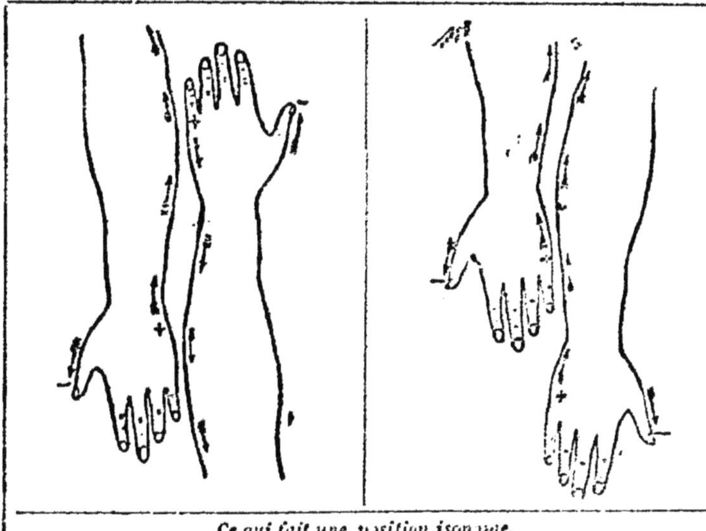

Ce qui fait une position isonome.

Il contracture Quand l'extrémité du membre de l'expérimentateur regarde la racine du membre du sujet.	Il décontracture Quand l'extrémité du membre de l'expérimentateur regarde l'extrémité du membre du sujet.

CONTRE LE BORD INTERNE D'UN AUTRE MEMBRE

(Fig. 55.) (Fig. 56.)

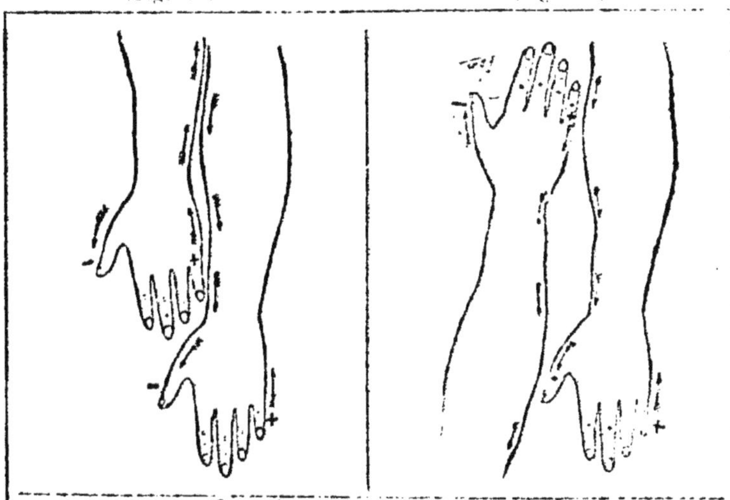

Ce qui fait une position hétéronome.

Il contracture quelquefois Quand l'extrémité du membre de l'expérimentateur regarde l'extrémité du membre du sujet.	Il décontracture Quand l'extrémité du membre de l'expérimentateur regarde la racine du membre du sujet.

(1) La main du sujet est toujours dirigée en bas.

SUR LES MEMBRES.

(*A*) L'application longitudinale du côté externe de la main de l'expérimentateur contre le côté externe d'un membre du sujet.

« Position *isonome* » (pl. XIV, fig. 53 et 54).

Contracture.

Quand l'extrémité du petit doigt regarde la racine du membre (fig. 53).

(Ce qui donne un sens inverse)

Comme la branche (N) de l'aimant dont l'extrémité polaire regarde la racine du membre, c'est-à-dire quand son courant est « descendant » (fig. 25).

Décontracture :

Quand l'extrémité du petit doigt regarde l'extrémité du petit doigt.

(Ce qui donne un courant de même sens) (fig. 54).

Comme la branche (N) de l'aimant, dont l'extrémité polaire regarde l'extrémité du petit doigt, c'est-à-dire quand son courant est « ascendant » (fig. 26).

(*B*) L'application longitudinale du côté externe de la main de l'expérimentateur contre le côté interne du membre du sujet.

« Position *hétéronome* » (pl. XIV, fig. 55 et 56),

Contracture quelquefois (et anesthésie presque toujours) :

Quand l'extrémité du petit doigt regarde l'extrémité du pouce du sujet (fig. 55).

(Ce qui donne un courant de sens inverse)

Comme la branche (N) de l'aimant, dont l'extrémité polaire regarde l'ex-l'extrémité du pouce, c'est-à-dire quand son courant est « ascendant » (fig. 27).

Décontracture absolument :

Quand l'extrémité du petit doigt regarde la racine du membre (fig. 56).

(Ce qui donne un courant de même sens)

Comme la branche (N) de l'aimant dont l'extrémité polaire regarde la racine du membre, c'est-à-dire quand son courant est « descendant » (fig. 28).

PLANCHE XV

ACTION DU BORD INTERNE D'UN MEMBRE
EN APPLICATION LONGITUDINALE CONTRE LE BORD INTERNE D'UN AUTRE MEMBRE

(Fig. 57.) (Fig. 58.)

Ce qui fait une position isonome.

Il contracture	Il décontracture
Quand l'extrémité du membre de l'expérimentateur regarde la racine du membre du sujet.	Quand l'extrémité du membre de l'expérimentateur regarde l'extrémité du membre du sujet.

EN APPLICATION LONGITUDINALE CONTRE LE BORD EXTERNE D'UN AUTRE MEMBRE

(Fig. 59.) (Fig. 60.)

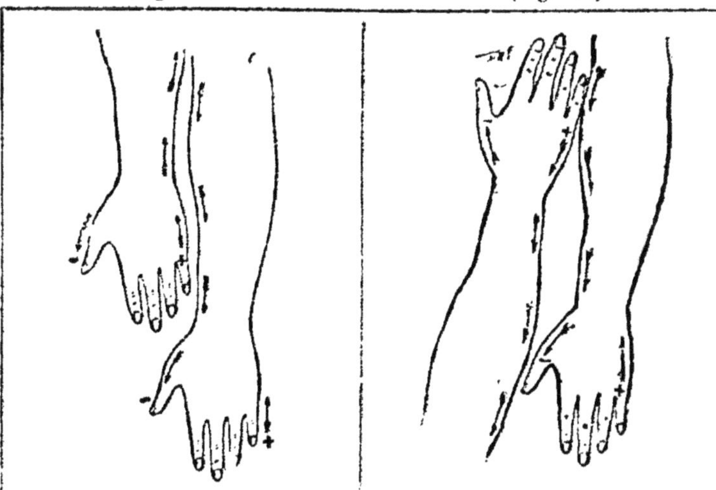

Ce qui fait une position hétéronome.

Il contracture quelquefois.	Il décontracture.
Quand l'extrémité du membre de l'expérimentateur regarde l'extrémité du membre du sujet.	Quand l'extrémité du membre de l'expérimentateur regarde la racine du membre du sujet.

(*C*) L'application longitudinale du côté interne de la main de l'expérimentateur contre le côté interne du membre du sujet.

« Position *isonome* » (pl. XV, fig. 57 et 58).

Contracture :

Quand l'extrémité du pouce regarde la racine du membre (fig. 57).

(Ce qui donne un courant de sens inverse)

Comme la branche (S) de l'aimant, dont l'extrémité polaire regarde la racine du membre, c'est-à-dire quand son courant est « ascendant » (fig. 29.)

Décontracture :

Quand l'extrémité du pouce regarde l'extrémité du pouce (fig. 58).

(Ce qui donne un courant de même sens)

Comme la branche (S) de l'aimant, dont l'extrémité polaire regarde l'extrémité du pouce, c'est-à-dire quand son courant est « descendant » (fig. 30.)

(*D*) L'application longitudinale du côté interne de la main de l'expérimentateur « contre le côté externe du membre du sujet. »

« Position *hétéronome* » (fig. 59 et 60).

Contracture quelquefois (et anesthésie presque toujours) :

Quand l'extrémité du pouce regarde l'extrémité du petit doigt (fig. 59).

(Ce qui donne un courant de sens inverse)

Comme la branche (S) de l'aimant, dont l'extrémité polaire regarde l'extrémité du pouce, c'est-à-dire quand son courant est « descendant » (fig. 31.)

Décontracture absolument :

Quand l'extrémité du pouce regarde la racine du membre (fig. 60).

(Ce qui donne un courant de même sens)

Comme la branche (S) de l'aimant, dont l'extrémité polaire regarde la racine du membre, c'est-à-dire quand son courant est « ascendant » (fig. 32.)

PLANCHE XVI

ACTION DU BORD EXTERNE DE LA MAIN EN APPLICATION LONGITUDINALE

Contre le côté gauche du tronc.

(Fig. 61.) (Fig. 62.)

Ce qui fait une position isonome.

Il contracture Quand l'extrémité du membre regarde en *haut*.	Il décontracture Quand l'extrémité du membre regarde en *bas*.

Contre le côté droit du tronc.

(Fig. 63.) (Fig. 64.)

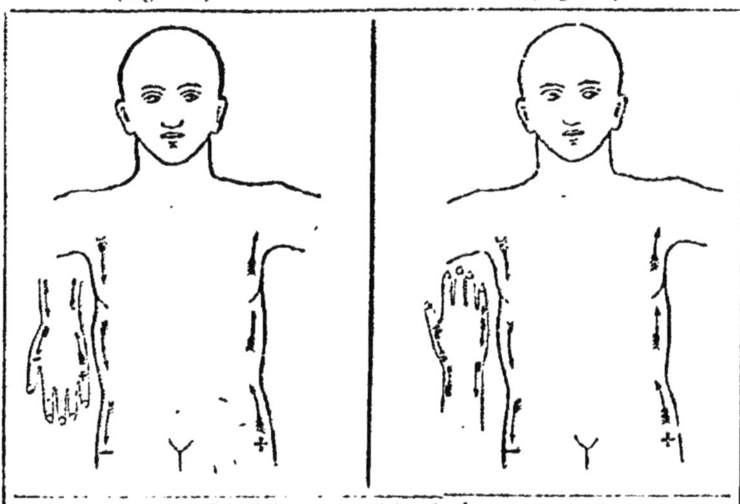

Ce qui fait une position hétéronome.

Il contracture quelquefois Quand l'extrémité du membre regarde en *bas*.	Il décontracture Quand l'extrémité du membre regarde en *haut*.

Sur le Tronc.

L'application longitudinale du côté externe de la main contre le côté gauche du tronc.

« Position *isonome* » (Pl. XVI, fig. 61 et 62).

Contracture :

Quand l'extrémité du petit doigt regarde en haut (fig. 61)

(Ce qui donne un courant de sens inverse)

Comme la branche (N) de l'aimant dont l'extrémité polaire regarde en haut (fig. 33), c'est-à-dire quand son courant est « descendant ».

Décontracture :

Quand l'extrémité du petit doigt regarde en bas (fig. 62).

(Ce qui donne un courant de même sens)

Comme la branche (N) de l'aimant dont l'extrémité polaire regarde en bas (fig. 34), c'est-à-dire quand son courant est « ascendant ».

« L'application longitudinale du côté externe de la main contre le côté droit du tronc,

« Position *hétéronome* » (fig. 63 et 64).

Contracture quelquefois (et anesthésie toujours :)

Quand l'extrémité du petit doigt regarde en bas (fig. 63)

(Ce qui donne un courant de sens inverse)

Comme la branche (N) de l'aimant, dont l'extrémité polaire regarde en bas (fig. 35), c'est-à-dire quand son courant est « ascendant ».

Décontracture :

Quand l'extrémité du petit doigt regarde en haut (fig. 64)

(Ce qui donne un courant de même sens)

Comme la branche (N) de l'aimant, dont l'extrémité polaire regarde en haut (fig. 36), c'est-à-dire quand son courant est « descendant. »

PLANCHE XVII

ACTION DU BORD EXTERNE DE LA MAIN, EN APPLICATION LONGITUDINALE
Contre le *côté gauche de la tête.*

(Fig. 65.) (Fig. 66.)

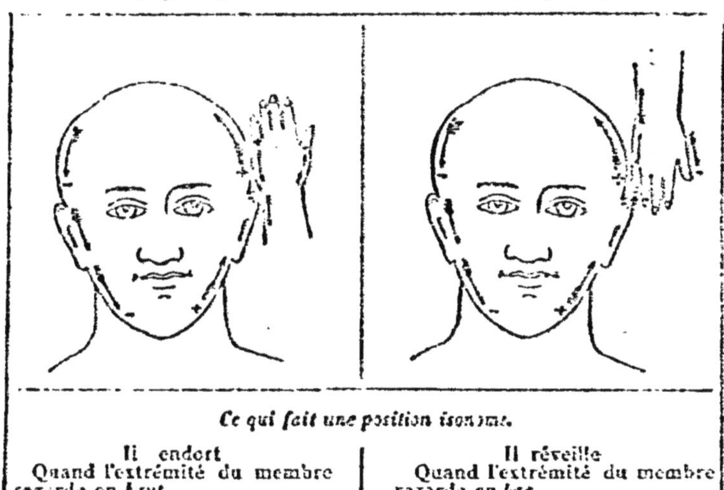

Ce qui fait une position isonome.

Il endort Quand l'extrémité du membre regarde en *haut.*	Il réveille Quand l'extrémité du membre regarde en *bas.*

Contre le *côté droit de la tête.*

(Fig. 67.) (Fig. 68.)

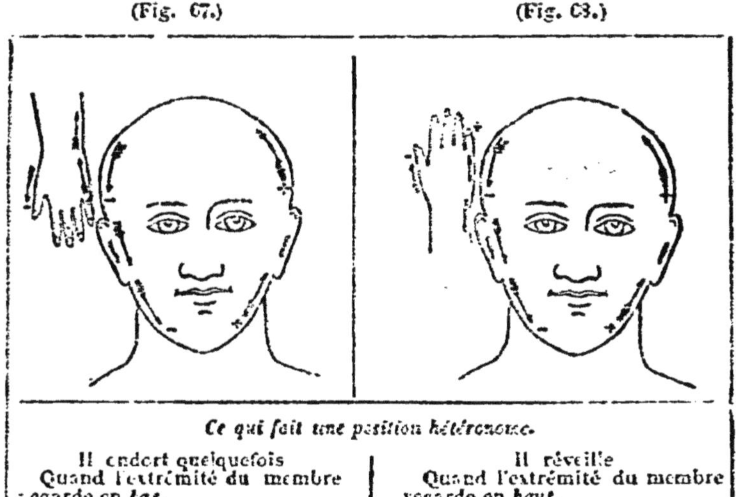

Ce qui fait une position hétéronome.

Il endort quelquefois Quand l'extrémité du membre regarde en *bas.*	Il réveille Quand l'extrémité du membre regarde en *haut.*

Sur la Tête.

« L'application longitudinale du côté externe de la main sur le côté gauche de la tête ».

« Position *isonome* (Pl. XVII, fig. 65 et 66).

Endort :

Quand l'extrémité du petit doigt regarde en haut, (fig. 65)

(Ce qui donne un courant de sens inverse)

Comme la branche (N) de l'aimant, dont l'extrémité polaire regarde en haut (fig. 37), c'est-à-dire quand son courant est « descendant ».

Réveille :

Quand l'extrémité du petit doigt regarde en bas (fig. 66)

(Ce qui donne un courant de même sens)

Comme la branche (N) de l'aimant, dont l'extrémité polaire regarde en bas (fig. 38), c'est-à-dire quand son courant est « ascendant ».

« L'application longitudinale du côté externe de la main sur le côté droit de la tête ».

« Position *hétéronome* » fig. 67 et 68).

Endort quelquefois :

Quand l'extrémité du petit doigt regarde en bas (fig. 67)

(Ce qui donne un courant de sens inverse)

Comme la branche (N) de l'aimant, dont l'extrémité polaire regarde en bas (fig. 39), c'est-à-dire quand son courant est « ascendant ».

Réveille :

Quand l'extrémité du petit doigt regarde en haut (fig. 68),

(Ce qui donne un courant de même sens)

Comme la branche (N) de l'aimant, dont l'extrémité polaire regarde en haut (fig. 40), c'est-à-dire quand son courant est « descendant ».

PLANCHE XVIII

ACTION DE LA MAIN ENTIÈRE EN APPLICATION LONGITUDINALE BI-LATÉRALE
sur un membre.

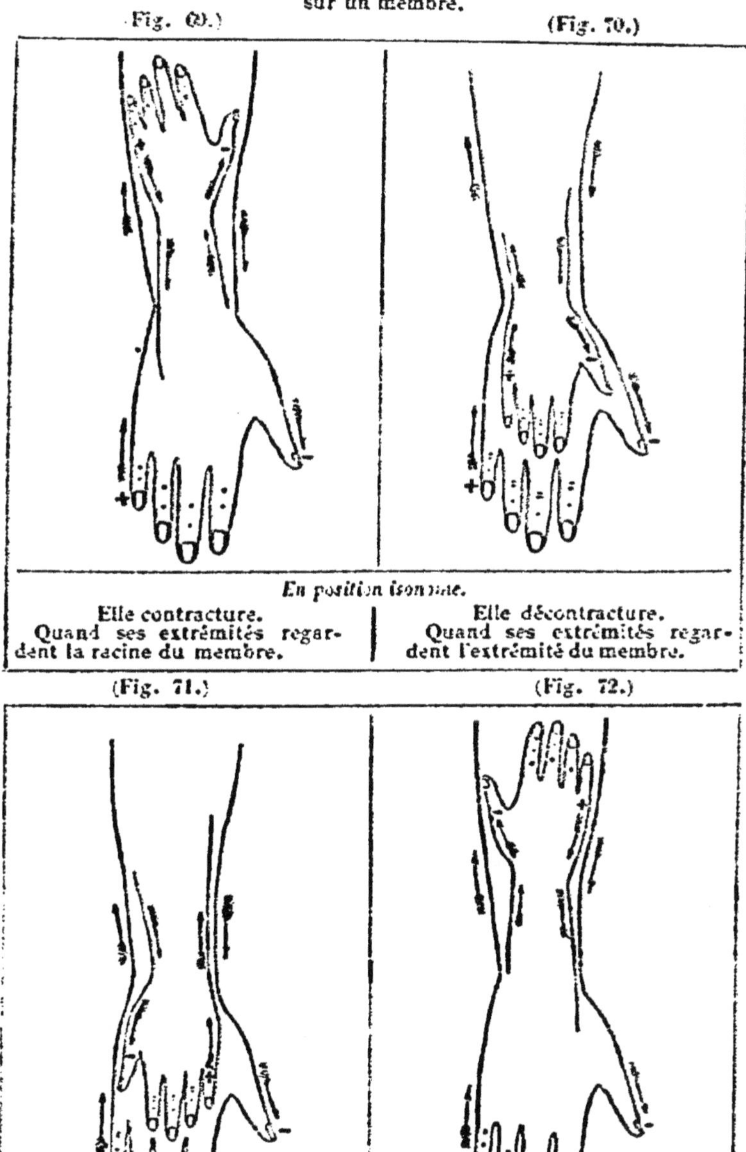

(Fig. 69.) (Fig. 70.)

En position isonome.

Elle contracture. Quand ses extrémités regardent la racine du membre.	Elle décontracture. Quand ses extrémités regardent l'extrémité du membre.

(Fig. 71.) (Fig. 72.)

En position hétéronome

Elle contracture quelquefois. Quand ses extrémités regardent l'extrémité du membre.	Elle décontracture. Quand ses extrémités regardent la racine du membre.

§ 2. — Application longitudinale de la main entière faite bi-latéralement sur les membres, le tronc ou la tête.

Sur les Membres.

« L'application longitudinale de la main de l'expérimentateur sur les membres du sujet

En position *isonome* (Pl. XVIII, fig. 69 et 70).

Contracture :

Quand les extrémités des doigts regardent la racine du membre (fig. 69),

Comme l'aimant en fer à cheval, dont les extrémités regardent la racine du membre (fig. 41), ce qui fait un courant « descendant » sur le côté externe, « ascendant » sur le côté interne.

Décontracture :

Quand les extrémités des doigts regardent les extrémités des doigts (fig. 70),

Comme l'aimant en fer à cheval, dont les extrémités regardent les extrémités des doigts (fig. 42), ce qui fait un courant « ascendant » sur le côté externe, « descendant » sur le côté interne.

« En position *hétéronome* » (fig. 71 et 72).

Contracture quelquefois (et anesthésie toujours) :

Quand les extrémités des doigts regardent l'extrémité du membre (fig. 71),

Comme l'aimant en fer à cheval, dont les extrémités regardent l'extrémité du membre (fig. 43), ce qui fait un courant « descendant » sur le côté externe, « ascendant » sur le côté interne.

Décontracture :

Quand les extrémités des doigts regardent la racine du membre (fig. 72),

Comme l'aimant recourbé en fer à cheval, dont les extrémités regardent la racine du membre (fig. 44), ce qui fait un courant « descendant » sur le côté externe, « ascendant » sur le côté interne.

PLANCHE XIX

ACTION DE LA MAIN ENTIÈRE EN APPLICATION LONGITUDINALE BI-LATÉRALE
sur le tronc

(Fig. 73.) (Fig. 74.)

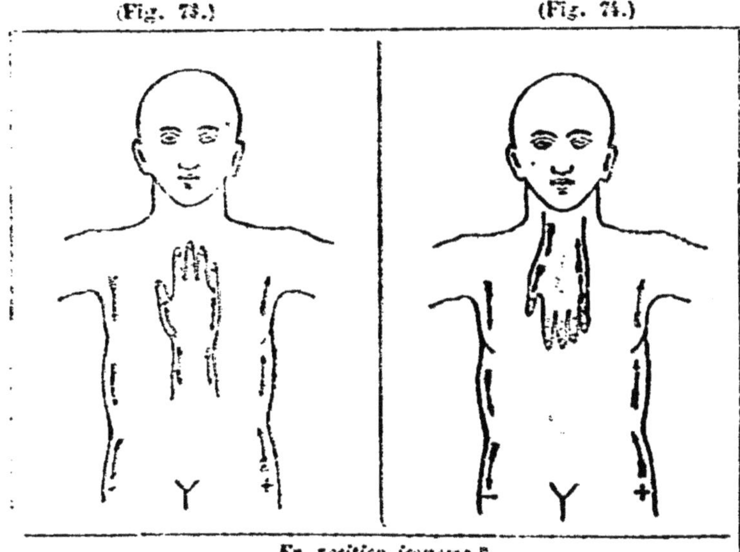

En position isonome.

Elle contracture.
Quand ses extrémités regardent en *haut*.

Elle décontracture.
Quand ses extrémités regardent en *bas*.

(Fig. 75.) (Fig. 76.)

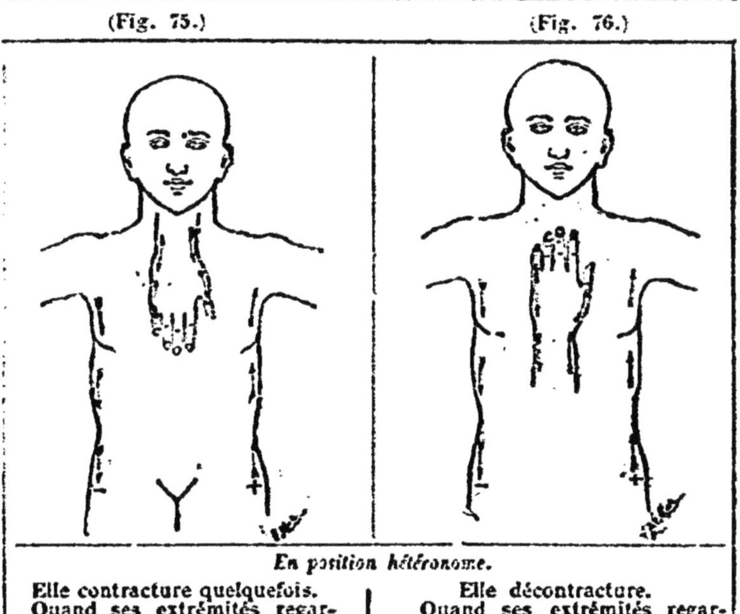

En position hétéronome.

Elle contracture quelquefois.
Quand ses extrémités regardent en *bas*.

Elle décontracture.
Quand ses extrémités regardent en *haut*.

Sur le Tronc.

L'application longitudinale de la main entière sur le tronc « En position *isonome* ». (Pl. XIX, fig. 73 et 74).

Contracture :

Quand les extrémités des doigts regardent en haut (fig. 73).

Comme l'aimant en fer à cheval, dont les extrémités regardent en haut (fig. 45) ; ce qui fait un courant « descendant » à gauche, « ascendant » à droite.

Décontracture :

Quand les extrémités des doigts regardent en bas (fig. 74).

Comme l'aimant en fer à cheval, dont les extrémités regardent en bas (fig. 46), ce qui fait un courant « ascendant » à gauche, « descendant » à droite.

« En position *hétéronome* » (fig. 75 et 76).

Contracture quelquefois (et anesthésie toujours :)

Quand les extrémités des doigts regardent en bas (fig. 75).

Comme l'aimant en fer à cheval, dont les extrémités polaires regardent en bas (fig. 47), ce qui fait un courant « descendant » à gauche, « ascendant » à droite.

Décontracture :

Quand les extrémités des doigts regardent en haut (fig. 76).

Comme l'aimant en fer à cheval, dont les extrémités polaires regardent en haut (fig. 48), ce qui fait un courant « ascendant » à gauche, « descendant » à droite.

PLANCHE XX

ACTION DE LA MAIN ENTIÈRE, EN APPLICATION LONGITUDINALE BI-LATÉRALE
Sur la *tête*.

(Fig. 77.) (Fig. 78.)

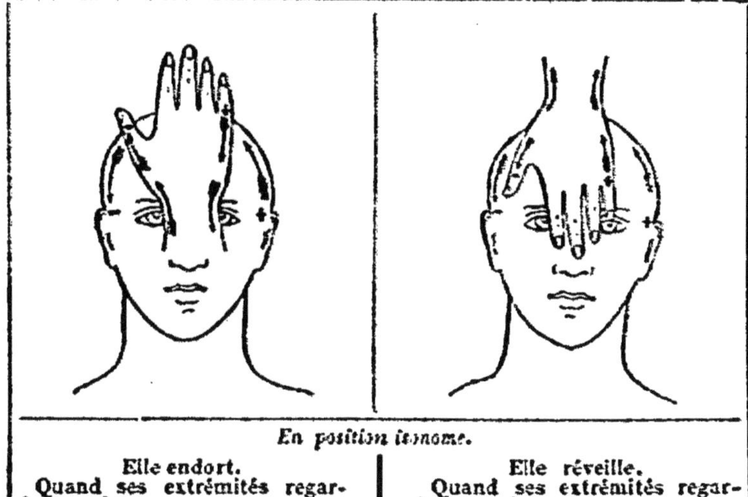

En position isonome.

Fig. 77	Fig. 78
Elle endort. Quand ses extrémités regardent en *haut*.	Elle réveille. Quand ses extrémités regardent en *bas*.

(Fig. 79.) (Fig. 80.)

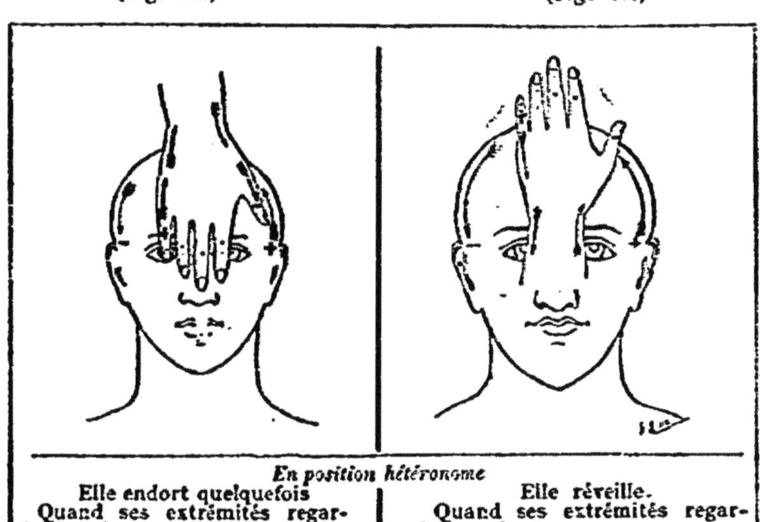

En position hétéronome

Fig. 79	Fig. 80
Elle endort quelquefois Quand ses extrémités regardent en *bas*.	Elle réveille. Quand ses extrémités regardent en *haut*.

Sur la Tête.

L'application longitudinale de la main entière sur le front ou la nuque.

« En position *isonome* » (Pl. XX, fig. 77 et 78).

Endort :

Quand les extrémités des doigts regardent en haut, (fig. 77).

Comme l'aimant en fer à cheval, dont les extrémités regardent en haut (fig. 49), ce qui fait un courant « descendant » à gauche, « ascendant » à droite.

Réveille :

Quand les extrémités des doigts regardent en bas (fig. 78),

Comme l'aimant en fer à cheval, dont les extrémités regardent en bas (fig. 50), ce qui fait un courant « ascendant » à gauche, « descendant » à droite.

« En position *hétéronome* » (fig. 80.)

Contracture quelquefois :

Quand les extrémités des doigts regardent en bas, (fig. 79).

Comme l'aimant en fer à cheval, dont les extrémités regardent en bas (fig. 51), ce qui fait un courant « descendant » à droite, « ascendant » à gauche.

Réveille :

Quand les extrémités des doigts regardent en haut,

Comme l'aimant en fer à cheval, dont les extrémités regardent en haut (fig. 52), ce qui fait un courant « descendant » à droite « ascendant » à gauche.

Remarques. — 1° Toutes ces actions sont réciproques, c'est-à-dire que toute région qui contracture ou décontracture une autre région, est contracturée ou décontracturée par cette dernière.

Par exemple, quand la main de l'expérimentateur portée en isonome sur la poitrine d'un sujet, y produira la contracture, la main du sujet se contracturera en se plaçant en même position sur la poitrine de l'expérimentateur.

2° Le courant longitudinal, comme l'action simplement polaire, produit le transfert des contractures, des anesthésies et des hypéresthésies; s'il est de sens inverse, il produit le transfert des contractures et des anesthésies qui les précèdent ou qui les suivent; s'il est de même sens, il produit le transfert des hypéresthésies et des contractures suivies de résolution bi-latérale.

3° Deux doigts de polarité différente appliqués perpendiculairement par leur côté externe (c'est-à-dire par le côté opposé à l'axe de la main), et sur deux points séparés d'un même côté des membres, du tronc ou de la tête, dans le sens longitudinal, engendrent un courant qui va du doigt (+) au doigt (—).

4° L'application longitudinale de deux corps de polarité différente (métal (+) et métal (—), acide et oxyde, rondelle de bois (+) et rondelle de bois (—), etc), faite d'un même côté des membres, du tronc ou de la tête, donne aussi lieu à un courant analogue à celui de l'aimant ou de la pile, allant du corps positif au corps négatif.

5° On obtient l'équivalent d'un courant ascendant par une friction légère ascendante et l'équivalent d'un courant descendant par une friction descendante. — Une friction descendante sur le côté externe des membres et sur le côté gauche du buste, contracture; elle décontracture sur le côté opposé. — Une friction ascendante sur le côté interne des membres et sur le côté droit du buste, contracture; elle décontracture sur le côté opposé.

6° Toute contracture nettement produite par un courant continu soit de la pile, soit de l'aimant, soit de la main ou de deux corps quelconques de polarité différente, indique que ce courant est de sens inverse; toute décontracture accuse un courant du même sens.

Certains sensitifs indiquent, sans jamais se tromper, la direction du courant, et cela avant toute production phénoménale ayant pu être appréciée par l'expérimentateur.

Ces sujets sont de véritables galvanomètres vivants.

Planches synoptiques XXI à XXVI

Figures 81 à 116

Pour obtenir le maximum d'effet des applications de la Polarité, il faudra joindre la position isonome des pôles à la direction inverse du courant et la position hétéronome à sa direction semblable.

PLANCHE XXI

APPLICATIONS SEMBLABLES DU COURANT DE LA PILE, DE L'AIMANT
ET DES MEMBRES, PRODUISANT DES EFFETS SEMBLABLES

EN POSITION ISONOME

Sur les membres.

(Fig. 81.) (Fig. 82.) (Fig. 83.)

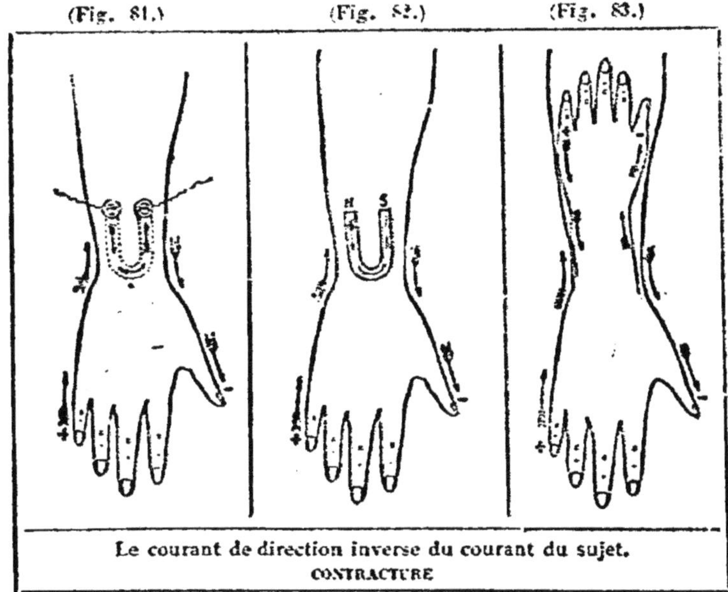

Le courant de direction inverse du courant du sujet.

CONTRACTURE

(Fig. 84.) (Fig. 85.) (Fig. 86.)

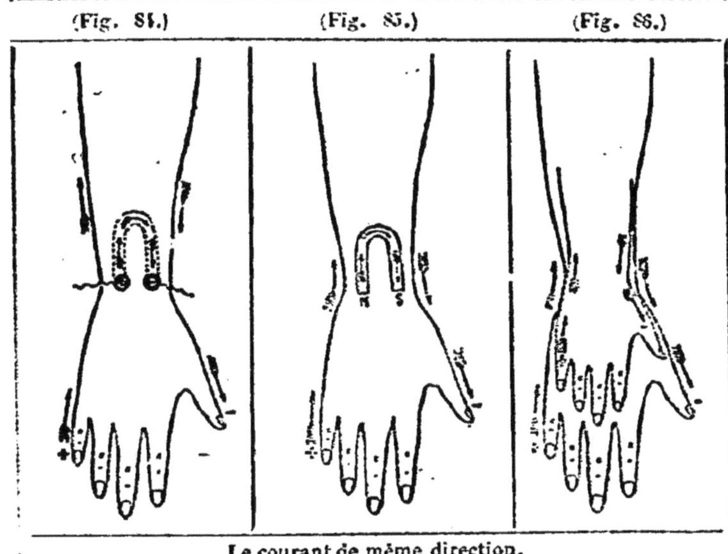

Le courant de même direction.

DÉCONTRACTURE

PLANCHE XXII

APPLICATIONS SEMBLABLES DU COURANT DE LA PILE, DE L'AIMANT
ET DES MEMBRES PRODUISANT DES EFFETS SEMBLABLES

EN POSITION HÉTÉRONOME

Sur les membres.

(Fig. 87.) (Fig. 88.) (Fig. 89.)

Le courant de direction inverse du courant du sujet.

CONTRACTURE PARFOIS

(Fig. 90.) (Fig. 91.) (Fig. 92.)

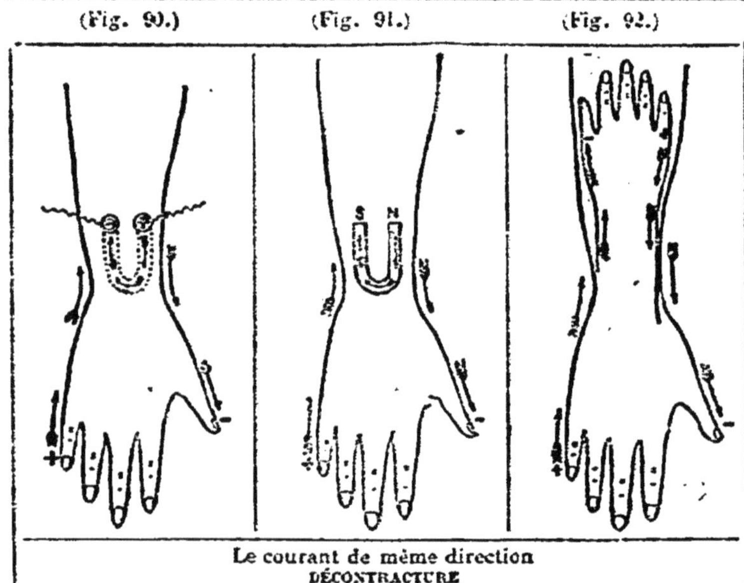

Le courant de même direction

DÉCONTRACTURE

PLANCHE XXIII

APPLICATIONS SEMBLABLES DU COURANT DE LA PILE, DE L'AIMANT ET DES MEMBRES PRODUISANT DES EFFETS SEMBLABLES

EN POSITION ISONOME

Sur le tronc.

(Fig. 93.) (Fig. 94.) (Fig. 95.)

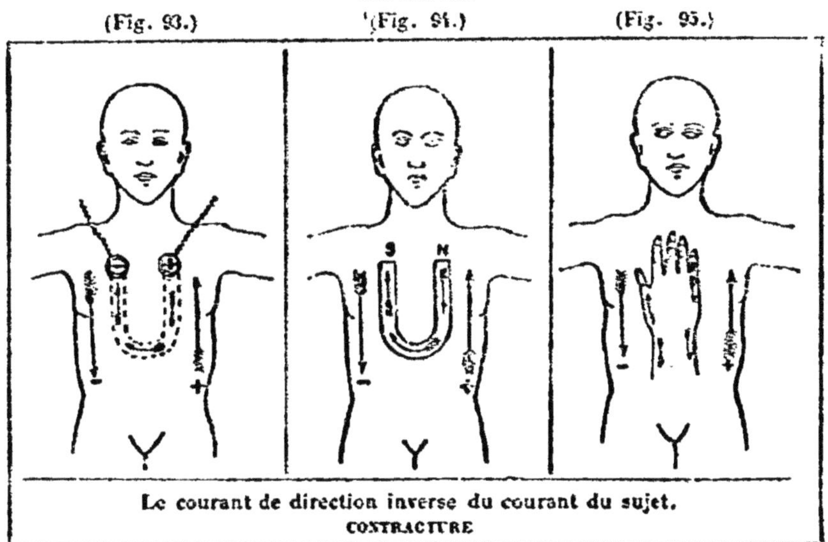

Le courant de direction inverse du courant du sujet.

CONTRACTURE

(Fig. 96.) (Fig. 97.) (Fig. 98.)

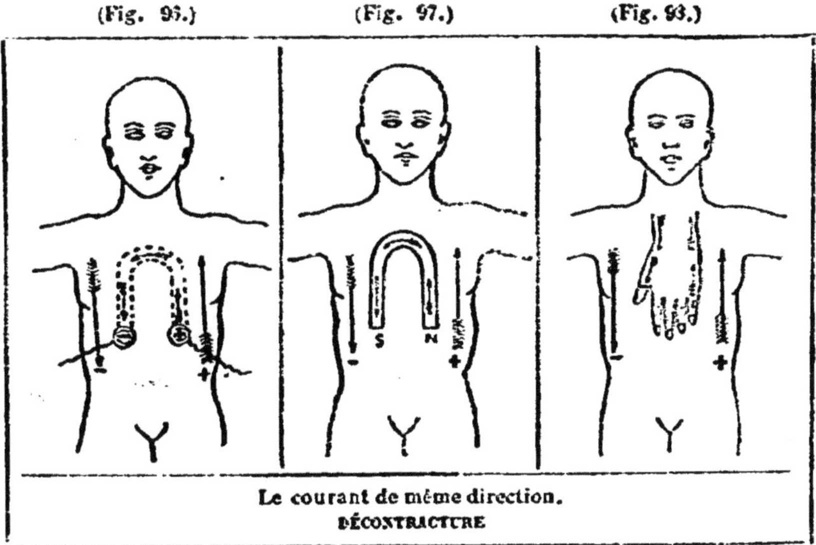

Le courant de même direction.

DÉCONTRACTURE

PLANCHE XXIV

APPLICATIONS SEMBLABLES DU COURANT DE LA PILE, DE L'AIMANT
ET DES MEMBRES PRODUISANT DES EFFETS SEMBLABLES

EN POSITION HÉTÉRONOME

Sur le tronc.

(Fig. 99.) (Fig. 100.) (Fig. 101.)

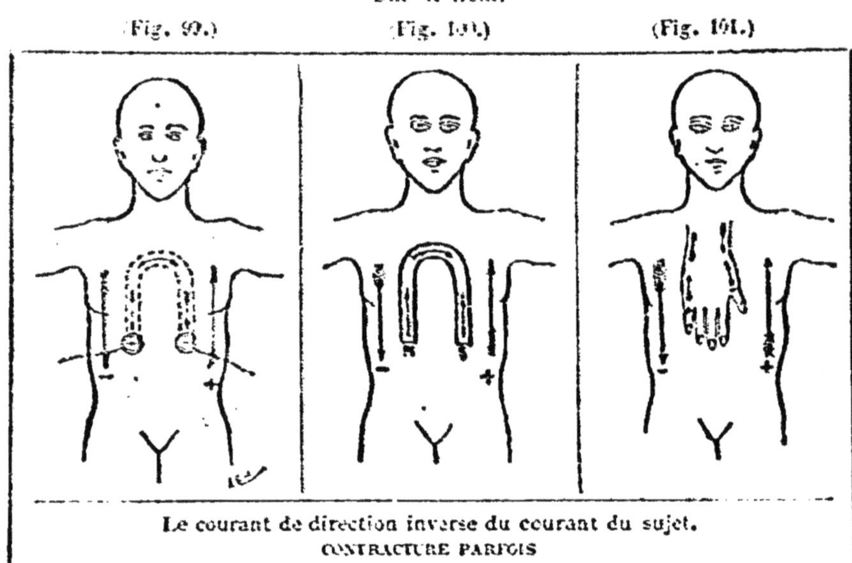

Le courant de direction inverse du courant du sujet.
CONTRACTURE PARFOIS

(Fig. 102.) (Fig. 103.) (Fig. 104.)

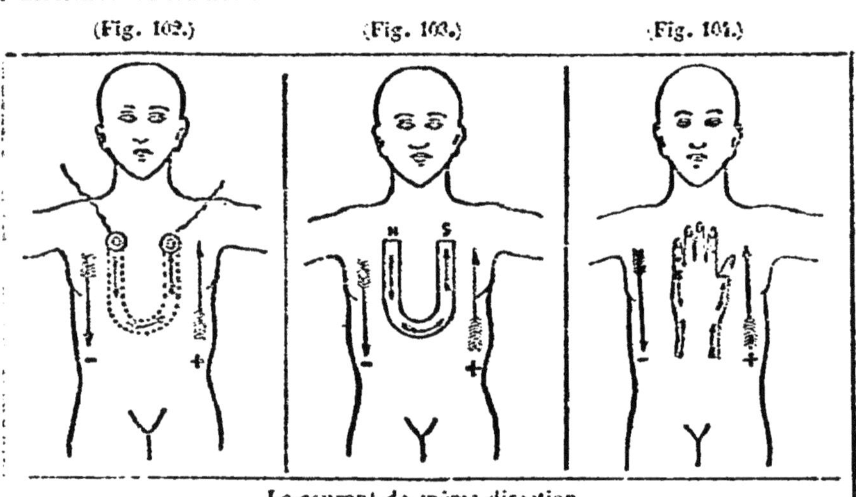

Le courant de même direction.
DÉCONTRACTURE

PLANCHE XXV

APPLICATIONS SEMBLABLES DU COURANT DE LA PILE, DE L'AIMANT ET DES MEMBRES, PRODUISANT DES EFFETS SEMBLABLES

EN POSITION ISONOME

Sur la tête

(Fig. 105.) (Fig. 106.) (Fig 107.)

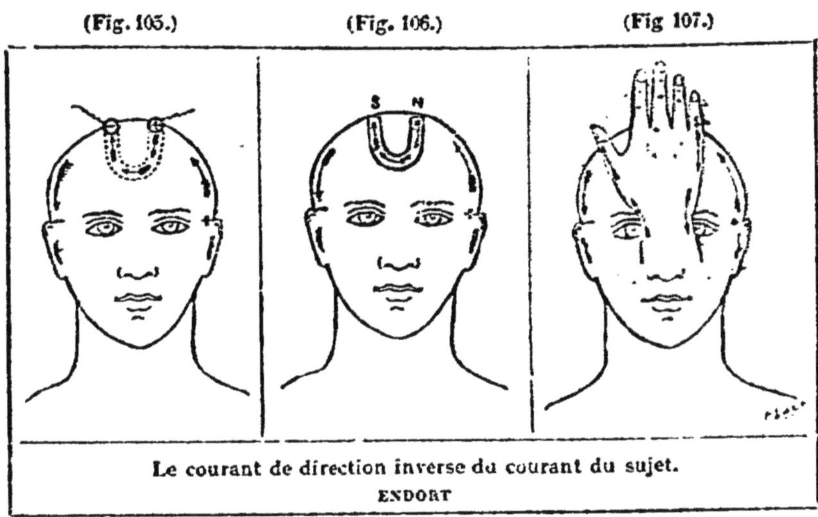

Le courant de direction inverse du courant du sujet.

ENDORT

(Fig. 108.) (Fig. 109.) (Fig. 110.)

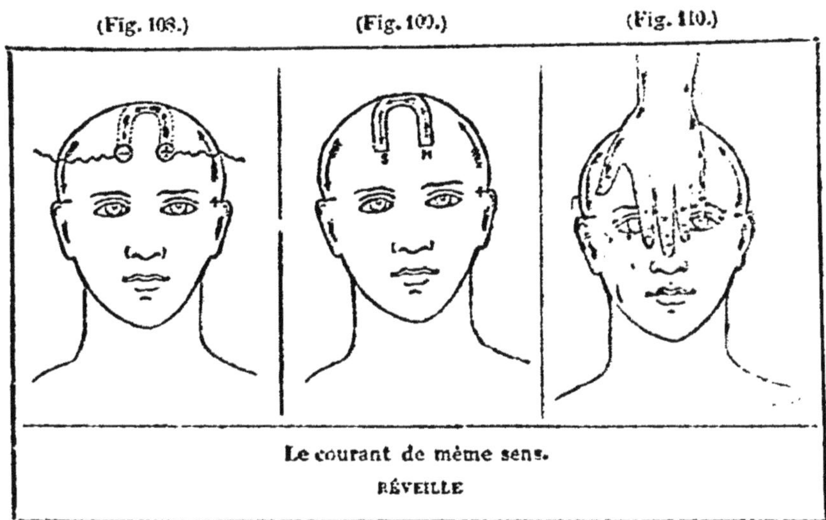

Le courant de même sens.

RÉVEILLE

PLANCHE XXVI

APPLICATIONS SEMBLABLES DU COURANT DE LA PILE, DE L'AIMANT ET DES MEMBRES PRODUISANT DES EFFETS SEMBLABLES

EN POSITION HÉTÉRONOME

Sur la tête

(Fig. 111) (Fig. 112) 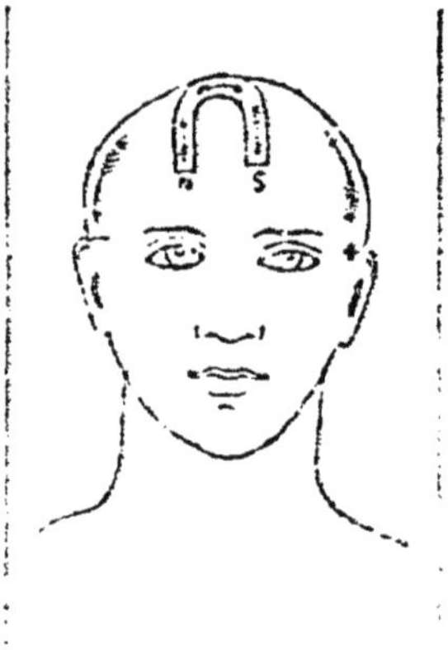 (Fig. 113)

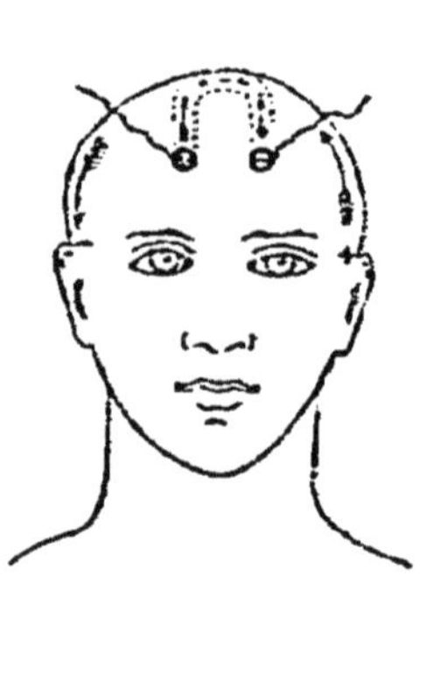

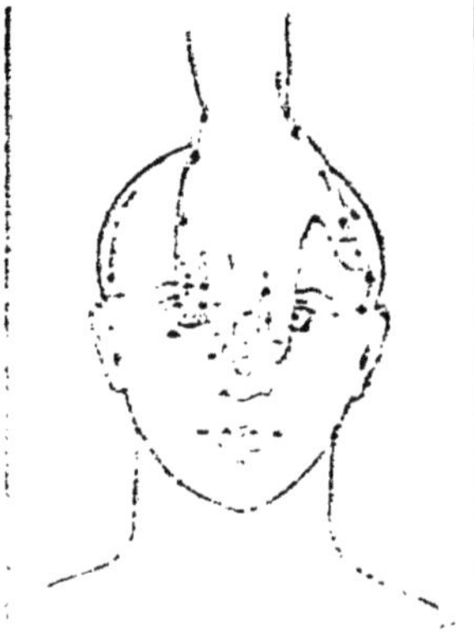

Le courant de direction inverse du courant du sujet.

ENDORT PARFOIS

(Fig. 114) (Fig. 115) 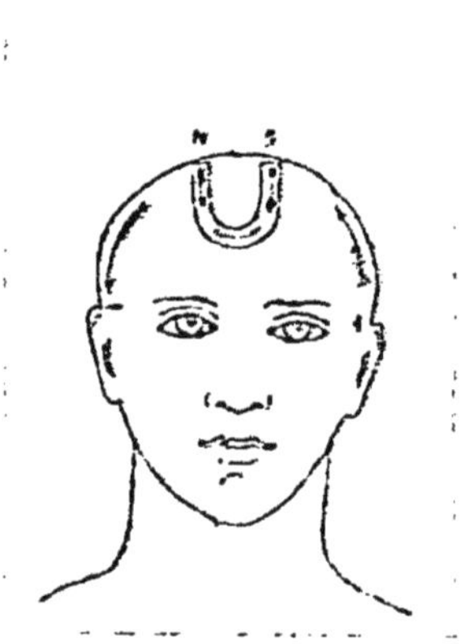 (Fig. 116)

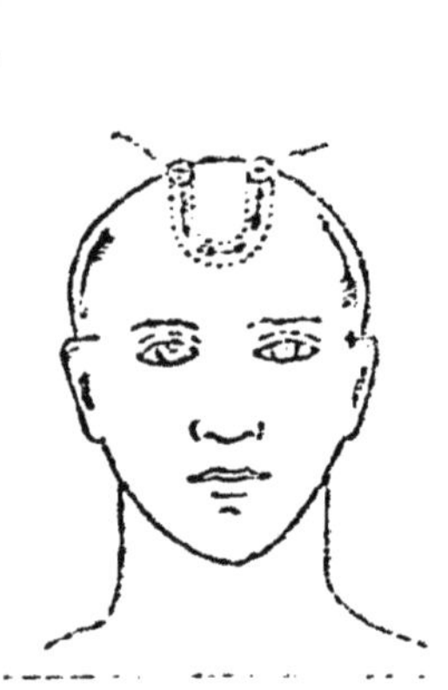

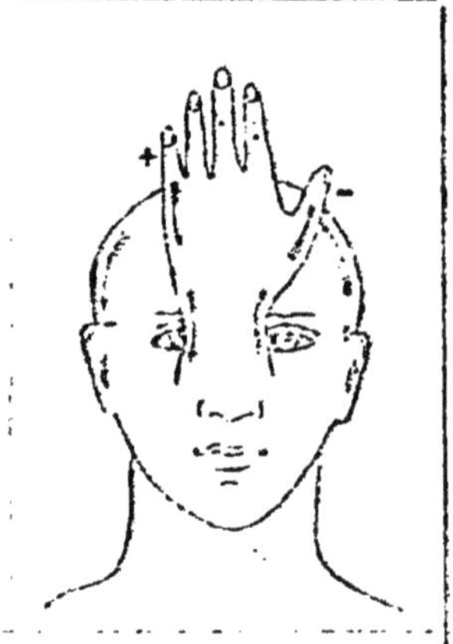

Le courant de même sens.

RÉVEILLE

VI (1)

Conclusion des expériences faites par applications longitudinales du courant de la pile, des branches de l'aimant et des membres humains : Il existe un courant organique allant longitudinalement dans les membres du côté externe au côté interne, et, dans le tronc, du côté gauche au côté droit : par conséquent « Ascendant » sur le côté externe des membres et sur le côté gauche du buste. « Descendant » sur le côté interne des membres et sur le côté droit du buste.

On le voit bien clairement, les applications similaires du courant de la pile, des branches de l'aimant et des membres humains, nous donnent des effets identiques. (Fig. 81 à 116.)

Donc nous avons le droit de conclure (sous peine de nier l'évidence et de ne tenir aucun compte des faits), à l'existence dans le corps humain d'un courant analogue à celui de la pile et à celui de l'aimant, marchant aussi du pôle positif au pôle négatif, c'est-à-dire du côté externe (+) au côté interne (—), le long des membres ; et du côté gauche (+) au côté droit (—) dans le buste, et provoquant chez les sujets sensitifs auxquels on l'applique, la contracture lorsqu'il est de sens inverse et la décontracture lorsqu'il est de même sens.

L'existence de ce courant (que nous avons reconnu ascendant sur le côté externe des membres et sur le côté gauche du buste, et descendant sur le côté interne des membres et sur le côté droit du buste), est la raison des différences d'opinion, d'observateurs d'égal mérite, sur la valeur thérapeutique du courant continu, suivant que sa direction est ascendante ou descendante ; elle explique pourquoi le courant continu a été considéré tantôt comme excitant, tantôt comme résolutif, soit en direction descendante, soit en direction ascendante.

Il est, en effet, tantôt excitant, tantôt résolutif ; mais on saura désormais ; 1° qu'il provoque la contraction soit en direction descendante sur le côté externe des membres et sur le côté gauche du tronc, soit en direction ascendante sur le côté interne des membres et sur le côté droit du tronc ; 2° qu'il est résolutif des contractures et des états de membrature soit en direction ascendante sur le côté externe des membres et sur le côté gauche du tronc, soit en direction descendante sur le côté interne des membres et sur le côté droit du tronc.

(1) Voir les planches synoptiques XXI à XXVI, fig. 81 à 116.

VII

Formes pathologiques auxquelles conviennent les applications d'actions isonomes ou hétéronomes, et celles de courant de sens inverse ou de courant de même sens.

Il résulte de nos travaux :

1° Que les applications d'actions polaires isonomes (de la pile, de l'aimant, des membres humains) et celles des courants de sens inverse, en isonome, sont contracturantes;

2° Que les applications d'actions polaires hétéronomes et celles des courants de même sens sont résolutives des contractures.

Or, les actions contracturantes augmentent d'abord la contractilité musculaire, puis, déterminant l'état tétanique des fibres lisses des artères, elles anémient et elles anesthésient ainsi les tissus en diminuant le calibre des vaisseaux artériels et, par suite, l'afflux sanguin. Quant aux actions décontracturantes, elles rétablissent d'abord l'état physiologique quand elles sont appliquées à la suite d'une contracture ou d'une anesthésie, puis si elles sont continuées trop longtemps, elles font tomber la contractilité musculaire au-dessous de la normale (fait du militaire du service du docteur Boudin, à l'Hôpital du Roule, après l'application (hétéronome) pendant toute une nuit d'une plaque de cuivre) (1) et elles augmentent le calibre des vaisseaux, rendant ainsi la circulation plus active, la pression intra-vasculaire plus grande, la température plus élevée, d'où résulte la congestion et l'hyperesthésie.

Par conséquent, les applications perpendiculaires d'actions polaires isonomes et les applications d'actions en isonome de courant de sens inverse du courant organique, seront employées dans toute affection en général, et dans toute maladie en particulier des systèmes nerveux et musculaire, caractérisées par la congestion, l'hypéresthésie, l'excès d'extensibilité de la fibre musculaire. Les applications d'actions polaires en hétéronome et les applications en hétéronome et en isonome de courant de même sens que le courant organique seront employées dans les manifestations morbides caractérisées par l'état spasmodique à

(1) Ce militaire, dit Burq, conservait, le lendemain, à peine assez de force, pour se tenir sur ses jambes. Il ne peut y avoir à cela, ajoute Burq, d'autre inconvénient que d'obliger les malades à garder le repos pendant un jour ou deux. Burq, Métallothérapie, p. 35.

tous les degrés, la contracture, l'anesthésie et l'amyosthénie, qui en est la conséquence (1).

Nous ne pouvons, dans ce mémoire, qu'indiquer, d'une manière sommaire, les principales formes de maladies qui réclament l'emploi de l'un ou l'autre courant, ou des actions polaires qui leur sont équivalentes.

Cependant, nous tenons à dire que nous considérons comme appartenant à la classe des affections spasmodiques la plupart des névralgies, le somnambulisme, et les folies liées à une ischémie ou à une anémie cérébrale sans lésion organique et, par conséquent, nous les regardons comme tributaires des applications décontracturantes.

La forme spasmodique est celle à laquelle sont rapportées les névralgies par Sandras et Van Lair (voir Grasset, traité des maladies nerveuses, p. 582) pour qui les points douloureux observés dans ces maladies dépendent de la pression des nerfs entre un os et un muscle contracté.

Pour du Bois-Reymond, la migraine (cette autre névralgie si douloureuse et si tenace parfois) résulte d'une contraction tonique, d'un tétanos du grand sympathique cervical. Cet auteur attribue la douleur à la crampe vasculaire elle-même, qui comprime les filets nerveux contenus dans les fibres lisses des petits vaisseaux.

Cette opinion nous a paru justifiée par l'observation clinique. Pour notre part, nous avons fait cesser promptement des accès de névralgies et de migraine des plus douloureux, en employant les actions hétéronomes ou les courants de même sens, c'est-à-dire par des applications décontracturantes.

Le somnambulisme, cette complication si fréquente des grandes névroses, (mais qui existe très souvent en dehors d'elles, et qui constitue la condition nécessaire des impulsions et des suggestions que peuvent subir les hystériques et les épileptiques) est provoquée par tout ce qui contracture et est détruit ou empêché par toutes les actions décontracturantes. Le somnambule est, pendant son sommeil nerveux, anémique du cerveau, ce qui veut dire que les fibres contractiles des vaisseaux de cet organe (dans sa couche corticale) sont en contraction tétanique. Après son réveil, cet état de sa circulation cérébrale se reproduit au moment où il réalise une suggestion, car il dort

(1) Pour obtenir le maximum d'effet des applications de la Polarité, il faut joindre la position isonome des pôles aux courants de sens inverse, et la position hétéronome aux courants de même sens.

alors, quoique ayant les yeux ouverts, et c'est pour cela qu'il a tout oublié quand l'acte suggéré est accompli.

L'analogie qui existe entre l'état des individus réalisant une suggestion et certains fous, nous permet de dire qu'il y a des folies qui ne sont qu'une forme de somnambulisme, yeux ouverts. Ce qui le prouve, c'est que des personnes mises, par des passes, en état somnambulique et imparfaitement réveillées ensuite par l'ignorance, la maladresse ou l'intention coupable de l'opérateur, ont présenté après coup et conservé pendant un temps plus ou moins long, des troubles dans leurs facultés intellectuelles et affectives. Ph. Despine dans sa psychologie naturelle en rapporte un cas célèbre dont les tribunaux se sont occupés (1) et nous en connaissons un autre de date récente, dans lequel l'opérateur (un étudiant en médecine) n'a péché que par ignorance.

L'état de la circulation cérébrale, dans les folies dont nous parlons, est le même que dans le sommeil nerveux, c'est de l'ischémie ou de l'anémie.

Dans les vésanies, dit le professeur Ball, il y a ralentissement et petitesse du pouls et abaissement de la température, dû, plutôt à une crampe des vaso-moteurs, qu'au vice des combustions pulmonaires. (Voir Bra. Manuel des maladies mentales page 21.)

Pour toutes ces raisons, nous conseillons l'emploi du courant continu de même sens et les actions polaires hétéronomes dans le traitement des névralgies, de l'hystérie, de l'épilepsie de la chorée, ainsi que dans le somnambulisme, dans les vésanies, tant comme modificateur général que comme moyen curatif des manifestations spasmodiques, (c'est-à-dire les plus communes de ces affections). Ces applications peuvent quelquefois faire cesser en un temps relativement court, des troubles graves et anciens de la sensibilité et de la motilité ayant résisté aux traitements les plus variés et les plus actifs.

Mais pour agir sur l'état général dépendant de diathèses acquises ou héréditaires, les applications électriques doivent être assez longtemps employées, et pour cela il est nécessaire de les rendre faciles, et de les mettre économiquement à la portée de tous.

Or, l'emploi de l'aimant ou des métaux appliqués d'après les

(1) *Étude scientifique sur le somnambulisme*, par le docteur A. Despine, in-8°, p. 201.

Il est évident que dans les manifestations de la folie, caractérisées par la congestion (excitation maniaque, exubérance des idées, état vultueux de la face, il y aura lieu, au contraire, d'employer les actions isonomes et les courants de sens inverse.

lois que nous avons démontrées, remplit parfaitement ces conditions : aimants et plaques métalliques peuvent être portés nuit et jour jusqu'à ce que les principaux symptômes de la maladie soient modifiés. Quand ce résultat est obtenu il suffit de les porter quelques heures par jour.

Quand elles sont portées sans interruption, après la cessation des troubles qu'elles devaient combattre, elles laissent souvent après elles une faiblesse qui résulte d'une diminution trop grande de l'action musculaire, d'où résulte un affaissement général des membres, dont les sujets traduisent l'impression en disant qu'ils sont applatis. L'application d'une action contracturante suffit pour ramener promptement l'énergie perdue, ce que le dynamomètre permet de reconnaître avec la plus grande netteté.

Dans la folie avec anémie cérébrale, l'application, sur la tête, d'un aimant ayant une force et une forme appropriées (aimant en demi-couronne par exemple) et, en même temps, l'application de plusieurs autres sur les membres et le tronc, peuvent faire cesser le spasme des fibres lisses des artères cérébrales et rendre ainsi au cerveau une circulation normale qui met fin aux hallucinations et aux idées délirantes.

Cela n'empêche pas de recourir, en même temps, dans le but de modifier plus profondément l'état de l'organisme, aux courants continus ou à d'autres actions équivalentes, toujours en se conformant aux lois qui règlent les applications de la polarité et des courants.

Comme dans les maladies à forme spasmodique du système nerveux, l'indication principale est de diminuer l'hyper-excitabilité neuro-musculaire, les courants induits leur sont rarement, pour ne pas dire presque jamais, applicables. Par les secousses qu'ils produisent dans l'organisme, et par la vive excitation de la sensibilité qu'ils déterminent, ils augmentent le plus souvent les spasmes quelleque soit la direction du courant et peuvent provoquer des crises convulsives. Ils seront et resteront le modificateur réclamé par les paralysies du mouvement et les atrophies musculaires. Cette contre indication du courant, induit dans le traitement des névroses, est reconnue par le docteur Rokwell de New-York (observation lue à l'Académie de médecine de New-York, *Bulletin médical*, 6 avril 1887). Toute interruption de courant, dit-il, doit-être évitée dans la galvanisation centrale appliquée au traitement de l'épilepsie.

attendu que toute secousse est plus propre à provoquer qu'à prévenir une attaque.

On peut en dire autant des autres névroses, parce que dans ces affections, tout spasme spontané ou provoqué se répète ou s'étend en vertu de la tendance qu'ont les organes rapprochés les uns des autres, à équilibrer leurs mouvements moléculaires.

VIII

Applications thérapeutiques de l'électricité, soit sous forme d'actions polaires, soit sous forme de courant. — Observations cliniques

L'application des actions polaires et des actions de courant à la thérapeutique confirment pleinement les lois que nous avons déduites des phénomènes observés chez les sujets sensitifs. Elle fournit de nouvelles preuves de la réelle différence qui existe entre les réactions provoquées soit par les actions isonomes et les actions hétéronomes, soit par les courants de sens inverse et les courants de même sens.

C'est ce qui va ressortir de l'examen des observations ci-après :

Observation I (1)

Névralgie sus-orbitaire

M. Pa....., agent de la paix, rhumatisant, 42 ans, demeurant rue du Colisée.

A la suite d'un refroidissement gagné dans son service de nuit, il est pris le 15 février 1886 d'un gros rhume avec fièvre et douleurs intercostales à droite. Il respire difficilement, bien que l'auscultation et la percussion ne révèlent ni congestion pulmonaire, ni épanchement pleurétique.

Je diagnostique par conséquent une trachéite rhumatismale avec pleurodynie. Un traitement approprié (potion avec oxyde blanc d'antimoine, salycilate de soude, boissons chaudes, embrocations d'huile de jusquiame chloroformée) débarrasse en quelques jours le malade de sa fièvre et de sa toux. — Les douleurs intercostales ont diminué, mais l'épaule correspondante s'est prise et le malade ne peut soulever le bras qu'au prix de grandes

(1) Les observations sans nom d'auteur sont du Dr Chazarain.

souffrances. Le traitement est continué pendant deux autres jours et le rhumatisme abandonne et la poitrine et l'épaule. Le 23 février on m'envoie chercher de nouveau pour une névralgie sus-orbitaire droite, avec douleurs irradiant dans la tempe. J'avais justement dans ma poche plusieurs petits plastrons polarisés que je venais de faire confectionner pour les essayer sur nos sujets ; je propose au malade l'application d'un de ces plastrons sur la région douloureuse, ce qu'il accepte avec empressement. Je choisis aussitôt un plastron de limaille de fer (+) très finement pulvérisée que je maintiens pendant 4 minutes sur la région douloureuse (—). Au bout de 4 minutes, le malade me déclare qu'il est entièrement débarrassé de son mal.

Quelques jours plus tard (le 28 février) on me fait lever à minuit pour Mme F..., crèmière, rue du faubourg Saint-Honoré.

Je trouve la malade assise sur son lit, tenant sa tête entre ses mains et accusant une douleur intolérable dans la tempe gauche. Comme j'avais été prévenu qu'il s'agissait d'une névralgie, je m'étais muni de plastrons. Je proposai timidement à la malade ce moyen, avant de faire une injection de morphine dont je lui avais parlé et je plaçai sur la tempe gauche (+) un plastron de fleur de soufre (—). Dix minutes s'étaient déjà écoulées sans qu'une diminution appréciable de la douleur eût été ressentie. Je commençais à désespérer et je me demandais s'il n'y avait pas eu dans le cas de M. Pa..., une heureuse coïncidence. Néanmoins je maintins encore le plastron en place. A ma grande satisfaction et au grand contentement de la malade et de sa famille, toute douleur cessa après un quart d'heure d'application et la maladie ne s'est pas reproduite.

Un liniment chloroformé que j'avais prescrit au cas où la névralgie reparaîtrait dans la nuit, ne fut pas acheté et aucun remède ne fut pris.

Observation II

Pleurodynie (simulant une attaque d'angine de poitrine)

M. Per..., fruitier, rue du faubourg St-Honoré était en cours de traitement d'une pneumonie rhumatismale grave du côté droit, lorsque je fus mandé auprès de lui en toute hâte dans la nuit du 14 février 1886. Il respirait difficilement et sentait sa poitrine comme prise dans un étau. Il étouffait et allait mourir, *disait-il*, s'il n'était pas promptement soulagé ; sa crainte était partagée par les siens qui attendaient avec anxiété le résultat de mon examen.

Ayant pratiqué l'auscultation, je constatai que l'état du poumon n'avait pas empiré et qu'il n'y avait rien à craindre de ce côté, mais que les parois de la poitrine étaient presque immobiles et que la gêne respiratoire et la douleur ne venaient que de là. Je fis aussitôt asseoir le malade sur son lit et lui passant mes bras autour de la poitrine, je maintins sur le côté droit, le côté externe de mes deux mains durant près de 20 minutes. Pendant ce temps le malade sentait le serrement qui l'oppressait diminuer peu à peu, et après ces vingt minutes d'application, les muscles intercostaux contracturés s'étant détendus, il se déclara complètement débarrassé de son mal.

Observation III

Névralgie multiple

Mme Pen..., âgée de 40 ans, mariée et sans enfants, mal réglée, replète et colorée est atteinte depuis plusieurs années d'une névralgie sciatique droite, très douloureuse pour laquelle elle réclame mes soins au mois de septembre 1885.

Elle a du sable rouge dans les urines, mais pas de sucre.

Elle est polydipsique à un très haut degré, car elle a bu jusqu'à 30 litres d'eau par jour ; actuellement elle n'en boit plus que cinq ou six.

Elle est sujette à des accès nocturnes, caractérisés par une sensation de strangulation et de suffocation qui la force à sortir brusquement de son lit et à se diriger vers la fenêtre qu'elle veut ouvrir pour se donner de l'air. Mais le plus souvent elle tombe sans connaissance sur le parquet et reste ainsi quelques secondes. Elle revient ensuite très vite à son état normal.

Elle a fréquemment de la gastralgie, des crampes dans les membres et de la migraine.

Si elle se refroidit, elle sent sa poitrine comme enraidie et elle a de la difficulté à déglutir (spasme du pharynx). D'après ces symptômes nous pouvons dire que nous avons affaire à une arthritique hystérique.

Au mois de décembre 1885, elle accuse de la coccygodynie, des spasmes douloureux du sphincter anal, des crampes dans les mollets et la plante des pieds, des douleurs très vives intermittentes et spasmodiques dans l'utérus (hystéralgie). Cet état dure une quinzaine de jours et ne laisse pas un moment de repos à la malade, dont les nuits se passent sans sommeil quand elle ne reçoit pas une injection de morphine.

Contre cet état spasmodique, j'avais employé, sans résultats satisfaisants, le bromure de potassium et l'hyosciamine, outre les injections morphinées. J'essayai des applications manuelles hétéronomes longitudinales (courant de même sens) successivement sur l'hypogastre, le sacrum et la plante des pieds. Les crampes, l'hystéralgie et la coccygodynie ont disparu quelques minutes après ces applications et ne se sont pas reproduites les jours suivants.

Observation IV

Très violente migraine (guérie en quelques semaines)

Esther Quen.., 28 ans, servante chez moi, est une rhumatisante. Je la trouve la tête dans ses mains, et accoudée sur la table de la salle à manger, la face pâle et portant l'empreinte de la plus vive souffrance. La malade pousse des gémissements, je la questionne et elle accuse une douleur violente dans la région frontale irradiant dans toute la tête.

Je la relève et la fais asseoir en lui appliquant ma main droite sur le front. Elle tombe à l'instant endormie et ne dit plus un mot.

Je la réveille cinq minutes plus tard ; elle n'a plus la moindre douleur.

A cette époque, je connaissais incomplètement la polarité; or j'avais fait une application isonome, qui devait, chez une personne hypnotisable, produire nécessairement le sommeil nerveux.

L'action isonome avait porté la contracture des muscles frontaux, sur les vaisseaux de la couche corticale du cerveau, d'où était résulté le sommeil, et avec lui une détente générale; l'action prolongée de ma main, avait poussé le somnambulisme jusqu'à la léthargie avec résolution musculaire complète; de là, la cessation de toute compression douloureuse.

Observation V

Migraine accompagnant une névralgie

Mlle M..., 22 ans, employé dans un magasin de mercerie de la rue du Faubourg Saint-Honoré, a, depuis plusieurs mois de fréquentes névralgies intercostales. Il y a 15 jours (juillet 1887), qu'elle souffre en outre continuellement de la migraine, sans pouvoir être soulagée par quoi que ce soit. Elle vient me consulter sur la recommandation de Mlle G.., ma cliente et sa maitresse.

Je me borne à lui faire sur le front pendant cinq minutes une application de courant continu, avec deux Éléments-Trouvé en position hétéronome des pôles ; cela suffit pour la débarrasser presque complètement de ses douleurs, qui disparurent tout à fait dans la soirée.

Depuis, elle a suivi sur mes conseils un traitement anti-arthritique dont le benzoate de lithine et la colchicine ont été les principaux éléments et elle à fait un séjour d'un mois à la campagne. Ni les névralgies, ni la migraine ne l'ont reprise, et jamais elle ne s'est aussi bien portée.

Observation VI

Torticolis

Le 25 juin 1886, Mme Durould, habitant rue Balzac, m'amène son fils, âgé de neuf ans et atteint depuis quatre jours, d'un torticolis très douloureux, La tête est fléchie sur l'épaule droite et les moindres efforts, pour la redresser, occasionnent de vives douleurs.

Ayant fait asseoir l'enfant sur un fauteuil, j'approche du muscle cléido-sterno-mastoïdien contracturé côté droit (—) le pôle positif d'un barreau aimanté. et je recommande au petit malade de chercher à redresser sa tête, dès qu'il pourra le faire sans douleur.

Au bout de huit minutes d'application hétéronome sans contact je vois la tête se relever un peu et tendre à reprendre sa position normale. Je m'approche alors et je redresse complètement la tête, sans la moindre douleur. L'enfant s'en va ensuite complètement guéri, à la grande stupéfaction de sa mère. Depuis, le torticolis n'a plus reparu.

Observation VII

Migraine

Mme V..., 35 ans, nervosique, hypnotisable, rue Hippolyte-le-Bas, me fait appeler en toute hâte le 19 février 1887. Elle a une migraine atroce ; sa tête, dit-elle, est comme dans un étau ; elle ne pourrait résister plus longtemps aux douleurs qu'elle endure ; elle se jeterait plutôt par la fenêtre que de continuer à souffrir ainsi.

Aussitôt mis au courant de son état, je lui prends la tête entre mes mains, main gauche sur le front et main droite sur la nuque. Au bout de cinq secondes la malade, non moins heureuse qu'étonnée, s'écrie : je suis guérie.

J'avais fait ainsi une application hétéronome, avec courant de même sens.

En présence de ce résultat, une des personnes présentes me dit : « Docteur, il est fort heureux que nous ne soyons plus au moyen-âge, car on vous eut brûlé comme sorcier. Eh bien aujourd'hui, ai-je répondu, tout le monde peut être sorcier comme moi ; je ne fais qu'appliquer des lois qui sont désormais à la disposition de tous, et dont l'application est des plus faciles. »

Le lendemain, la même personne avait une névralgie dentaire droite, qui a cédé au contact de mon petit doigt bord externe (+), c'est-à-dire à une position hétéronome.

Je crois nécessaire de dire que cette personne, très nervosique, est des plus sensibles à la polarité. Mais si les actions hétéronomes la soulagent quand elle présente des manifestations spasmodiques douloureuses, une application isonome, venant à la suite, ramène la douleur, ce qui prouve que les changements provoqués, ne peuvent être attribués à une auto suggestion.

Cette dame, qui a bien voulu dans ces derniers temps se prêter à nos expériences sur les courants, en indique la direction aussi sûrement que peut le faire la déviation de l'aiguille du meilleur galvanomètre.

Observation VIII

Aphonie

Mme Gr..., rue du Faubourg-Saint Honoré, 35 ans, mère de quatre enfants très bien portants, bonne santé habituelle; elle n'a jamais eu de crise nerveuse.

Tempérament nervoso sanguin.

Elle a eu, il y a plusieurs années. un affaiblissement de la voix qui l'a obligée, sur l'avis de son médecin, à recourir aux soins d'un médecin spécialiste des maladies du larynx. L'examen à l'aide du laryngoscope n'a fait découvrir aucune lésion et le diagnostic a été celui-ci : Aphonie nerveuse.

L'hydrothérapie, sous forme de douches froides, a été conseillée et suivie pendant plusieurs mois sans succès, conjointement avec un traitement interne qui n'a pas mieux réussi. La malade, découragée, n'a plus voulu rien faire.

Cependant la voix lui est revenue peu à peu, mais à la moindre émotion, au moindre froid, elle devient un peu aphone en même temps qu'elle sent un serrement dans la gorge, dans le cou et dans la poitrine, accompagné le plus souvent d'un froid général.

Devenu son médecin, dans ces dernières années, et ayant été témoin plusieurs fois de ces changements subits qui se produisent chez elle et qui autrefois duraient souvent des semaines et même des mois, je lui ai fait faire une cravate-plastron polarisée (avec soufre — et fer +) qu'elle se place en position hétéronome, aussitôt que ces spasmes la prennent, et, presque toujours, cette application continuée de cinq à dix minutes, la remet dans son état naturel.

J'ai obtenu plusieurs fois le même résultat, en lui appliquant un barreau aimanté sur la partie supérieure de la poitrine, toujours en position hétéronome.

Observation IX

Aphonie

Mlle M., grande chanteuse, (dont nous avons parlé dans le chapitre consacré a la polarité végétale, d'un mémoire déposé à l'Institut), avait perdu subitement la voix, après avoir attaché au côté gauche de son corsage une branche de lilas blanc qui montait presque jusqu'au niveau du larynx. Ne comprenant pas la cause de cette aphonie qui se produisait juste au moment où elle devait se rendre au théâtre pour chanter, elle ne put qu'écrire à son directeur de ne pas compter sur elle, et s'étant déshabillée et ayant quitté son bouquet, elle s'aperçut que la voix lui revenait peu à peu.

Quelques jours plus tard le même accident lui arrivait dans les mêmes conditions.

Je fus prévenu par la mère de Mlle M..., qui, au courant de nos études, me demanda mon avis. Soupçonnant que le bouquet était le coupable, je conseillai le port du bouquet (+) sur le côté droit (—) ce qui donne une position hétéronome et l'aphonie n'a pas reparu.

Avis aux dames nerveuses qui portent des bouquets à leur corsage.

Observation X

Convulsions

L'enfant Brig..., âgé de 2 ans, demeurant chez ses parents, rue du Faubourg-Saint-Honoré, 266, ayant eu une première attaque deux mois auparavant, fut atteint de convulsions au mois d'octobre 1886. L'attaque se produisit ainsi : les yeux de l'enfant se renversèrent en haut, ses bras se soulevèrent et il tomba sur le côté entre les bras de sa mère ; ses dents se serrèrent, sa poitrine cessant de se soulever parut comme comprimée : la peau devint froide et livide.

Appelé aussitôt, j'arrivai à la fin de la crise. Le petit malade était revenu à lui : il avait repris connaissance ; mais la peau de son corps était violacée et tachetée de points rosés sur un fond bleuâtre.

Je fis découvrir l'enfant afin de m'assurer, par un examen approfondi, s'il n'existait pas un obstacle à la circulation, et je remarquai que les côtes se soulevaient avec peine, ce qui devait gêner l'expansion des poumons. Attribuant cette difficulté à une contracture de muscles intercostaux, je fis asseoir l'enfant sur les genoux de sa mère et je recommandai à celle-ci de tenir sa main gauche, les doigts en haut, sur la poitrine du petit malade et sa main droite dans le dos, les doigts aussi dirigés vers la tête tout cela, jusqu'à soulagement.

En même temps, je prescrivis une potion anti-spasmodique au bromure de potassium que l'on envoya chercher aussitôt.

Quand elle fut apportée, il y avait à peine vingt minutes que les applications manuelles duraient et l'enfant, tout d'un coup, rendu à son état normal, quitta les genoux de sa mère, et se mit à jouer, comme si de rien n'était; il était complètement guéri sans avoir touché à la potion.

La mère avait guéri son enfant en faisant avec ses mains un double courant de même sens que le courant organique, en position hétéronome des pôles, position et courant produisant une action décontracturante.

Observation XI

Léthargie

Le dimanche 9 janvier 1887, je me trouvai dans l'omnibus des Ternes, par un froid excessif, quand, près du boulevard Haussmann, j'entendis un des voyageurs qui était sur la plate-forme et s'apprêtait à descendre, dire à haute voix en se tournant du côté de l'intérieur de la voiture : « Mathilde, il faut descendre ». Mais la personne à qui il s'adressait, ne remuait pas ; je regardai et je la vis, la tête appuyée sur l'épaule de sa voisine et les bras pendants comme si elle avait été morte.

Elle paraissait l'être en effet et tout le monde crut qu'elle avait cessé de vivre en voyant sa tête retomber comme une masse sur sa poitrine dès qu'elle ne fut plus soutenue.

Mais je pus vite rassurer le mari. Si la peau de Mme D... était froide, son pouls était presque normal, ses yeux étaient convulsés en haut.

On descendit péniblement la malade qui ne faisait plus qu'une masse inerte et on la transporta dans une maison située en face de l'hôpital Beaujon, où je la suivis après avoir offert mes services au mari.

Je la fis étendre sur un matelas, qu'on avait étalé sur le parquet du magasin : je m'approchai d'elle et je mis ma main droite sur sa poitrine en position isonome. Au bout de dix minutes de contact, les bras de la malade firent quelques légers mouvements, la poitrine se souleva un peu et bientôt la tête cessa d'être tombante; les membres s'étendirent, le corps se tourna de côté et quelques paroles incohérentes furent prononcées.

Je retournai alors ma main dont les doigts regardaient en haut, de manière à mettre la face dorsale en contact avec la malade et rendre ainsi la position hétéronome, (position que nous savons être résolutive). Aussitôt la malade retomba dans son premier état, c'est-à-dire dans le coma, avec résolution musculaire générale.

En replaçant ma main en position isonome et le bout des doigts tournés vers la tête, ce qui produisait un courant de sens inverse, je provoquai, en cinq ou six minutes la contraction des muscles et, avec elle, le retour des forces et le rétablissement de la connaissance.

« Cette observation est du plus haut intérêt, car elle nous a permis de faire la preuve complète de la justesse des lois de la polarité ».

Des actions isonomes et le courant de sens inverse ont rendu aux muscles leur contractilité; l'action hétéronome et le courant de même sens ont détruit aussitôt les résultats de cette application; enfin une seconde application contraire a ramené, comme cela devait être, l'état normal.

Mme D....., avait été autrefois infirmière à Beaujon et avait eu des crises d'hystérie.

Observation XII

Migraine

Mme B....., avenue de Messine, arthritique, est atteinte de forte migraine chaque fois qu'il neige.

Deux fois pendant l'hiver de 1886, j'ai été appelé près d'elle après une nuit de neige, pour lui donner des soins. Ayant une grande fortune, elle se soigne bien, et d'après mes conseils, elle suit un traitement anti-arthritique.

A ma première visite, je la trouvai ayant sur le front, une plaque galvanique, qu'elle y avait placée depuis une heure sans aucun résultat.

Je lui mis un plastron de poudre de fleurs (+) de scabieuse sur la moitié droite (—) du front, et un plastron de poudre de racines (—) de la même plante sur le côté gauche (+). Une diminution de la douleur ne tarda pas à être ressentie et, au bout de vingt minutes, la migraine avait complètement cessé.

Observation XIII

Fourmillements et crampes

Mme Casimir, rue du Rocher, 91, cinquante ans, forte, peau colorée, est arthritique, elle a eu beaucoup de graviers dans les urines, des douleurs lombaires, de la dyspepsie; son état général est bien meilleur depuis un an que je l'oblige à se soigner préventivement.

Le 30 août 1886, elle se présente à ma consultation, après avoir eu pendant deux jours, de vives douleurs dans tous les membres, douleurs qui ont été précédées d'une forte diarrhée bilieuse et d'un dépôt rouge et abondant dans ses urines.

Sa cuisse gauche est presque froide et insensible; elle est, ainsi que la jambe, le siège de fourmillements désagréables.

Séance tenante, je lui mets, sur la cuisse malade, un large aimant en fer à cheval en position hétéronome et en même sens de courant que le courant organique, c'est-à-dire avec les extrémités polaires regardant la racine du membre.

Six minutes d'application ont suffi pour ramener la chaleur et faire disparaître les fourmillements et les crampes.

Cette dame ayant été reprise de la même manière au mois de juillet dernier, j'ai employé avec le même succès le courant continu de la pile, en direction ascendante sur le côté externe de la cuisse et en direction ascendante du côté interne.

Observation XIV

Ovarie

Mme D....., trente-six ans, nervosique et arthritique. Elle a eu pendant plusieurs années des douleurs utérines et ovariennes qui l'ont forcée à garder le lit ou la chambre pendant plus de trois ans. Plusieurs saisons, faites aux eaux de Néris, ont très peu modifié son état.

Étant devenu son médecin après ce traitement, je constatai qu'il n'existait aucune lésion de l'utérus ; que les douleurs de l'organe et l'ovarie n'étaient que des manifestations de la diathèse arthritique et nerveuse. J'instituai un traitement basé sur ce diagnostic. Ce traitement suivi avec persévérance pendant deux ans, a amené une guérison complète de la maladie utérine.

Mme D....., a eu cependant plusieurs fois, dans l'ovaire gauche, de vives douleurs qu'une application hétéronome de la main ou d'un plastron polarisé ont toujours promptement enlevées.

Observation XV

Affaiblissement de la vue et névralgie faciale

« Observation communiquée par M. Joly de Morey, Ingénieur civil et conseiller général du Gard, ami du docteur Chazarain et initié à ses études et à ses découvertes. »

Fi..., ancien gendarme, domicilié à Meyrueis (Lozère), a reçu, il y a quelques années, un coup de crosse de fusil sur la pommette droite, pour avoir mal épaulé en faisant l'exercice du tir. La commotion qu'il en ressentit fut telle qu'il en perdit presque la vue, et qu'il ne put continuer son service, ce qui le fit réformer au bout de quelques mois. La fonction visuelle s'était un peu améliorée avec le temps, mais il lui était resté une disposition à des crises névralgiques lui occasionnant des douleurs fulgurantes, partant de la joue et descendant le long du corps jusqu'au pied. La souffrance lui arrachait des cris et l'obligeait à se jeter sur son lit où il se tordait pendant environ une heure sans perdre connaissance.

M. Joly de Morey, qui habite Meyrueis pendant dans les vacances avec un de ses frères, s'y était rendu au mois de septembre 1886, pourvu d'aimants et enthousiasmé de ce qu'il avait vu de nos expériences.

S'étant rencontré avec F..., qui se plaignait de ses souffrances et avouait qu'ayant tout employé inutilement il renonçait à l'espoir d'une guérison, M. Joly lui recommanda d'appliquer au début des accès, le petit doigt (côté externe) de sa main droite au côté droit de la face, sur le point même d'où partait la douleur pour descendre jusqu'à l'extrémité du membre inférieur correspondant ; de l'y maintenir jusqu'à soulagement, et de renouveler cette application hétéronome tous les jours dans l'intervalle des accès.

Grâce à ce moyen, il n'a plus eu de crises. Ses douleurs ont diminué peu à peu chaque jour, et après six semaines de traitement elles étaient insignifiantes.

C'est alors qu'ayant aperçu un jour M. Joly, il a couru après lui en s'écriant : Monsieur Joly. monsieur Joly, je suis guéri !

Depuis bientôt dix mois la guérison ne s'est pas démentie.

Pour être complet, nous devons dire que le malade, souffrant également d'une constipation opiniâtre, a reçu le conseil de prendre tous les jours une cuillerée de sulfate de magnésie deshydraté et a été aussi débarrassé de cette incommodité.

Observation XVI

Violente névralgie sciatique

(Autre observation de M. Joly de Morey)

M. Auguste V..., propriétaire cultivateur à Lanuejol (département du Gard) était à la même époque (septembre 1880), en proie à un accès des plus douloureux de névralgie sciatique. La douleur occupait la partie postérieure et externe de la cuisse, et se continuait dans la jambe.

Le malade, assis dans un fauteuil, ne pouvait faire un mouvement sans souffrir horriblement, ni être mis debout sans crier.

J'étais allé le voir, sans le savoir malade.

Ayant mes aimants sur moi, je lui demandai s'il voulait me laisser essayer de le soulager en les lui appliquant sur la cuisse et, naturellement, ma proposition fut aussitôt acceptée.

Or, désireux de savoir ce que ferait une application isonome, je promenai le pôle positif d'un fort barreau aimanté sur le trajet du nerf sciatique.

Au bout d'une minute environ, Auguste V... se tourne vers moi et me dit vivement : « Mais, vous augmentez mon mal ; ôtez-moi cet instrument, je ne puis vous laisser continuer. » Je lui réponds que la douleur est toujours augmentée au début de l'application, et d'avoir un peu de patience. Mais, en même temps. je retourne l'aimant et je rends la position « hétéronome » (pôle (—) contre côte externe (+) de la cuisse).

Ce changement produisit en quelques minutes un soulagement des plus manifestes et, après quinze minutes de contact, le malade put se lever, quitter à sa grande joie, son fauteuil et marcher, sans canne, à son grand étonnement.

Ce qui le surprenait, disait-il, c'était l'effet de l'aimant à travers les vêtements.

Ne voulant pas laisser mon aimant, je dis, en partant, à Mme V... qu'elle pouvait le remplacer par ses propres doigts, et je l'engageai à promener le long de la jambe malade son pouce (externe) et son index réunis (pour avoir un pôle plus puissant), ce qu'elle fit exactement.

Trois jours après, cet homme a fait 10 kilomètres à pieds pour venir me remercier.

Observation XVII

Migraine et trouble de la vue

Au mois d'avril dernier, j'avais été appelé boulevard Haussmann auprès de Mme B..., que je devais accoucher quelques jours plus tard. C'était vers midi et il faisait, ce jour-là, très beau temps.

Je fus introduit dans une pièce sombre et éclairée au gaz. La vue subite de cette lumière vive me fit mal, et je sortis avec une sensation de serrement au front et un mal de tête auquel je ne suis pas habitué. Arrivé dans la rue, je m'aperçus que je ne voyais pas à deux pas devant moi et que tous les objets et les personnes me semblaient enveloppés d'un nuage.

Rentré chez moi, je mis un aimant en couronne en position hétéronome sur mon front et, après moins de cinq minutes d'application, je me sentis tout d'un coup délivré de ma migraine et du trouble visuel qui l'accompagnait.

Ma fille Léonie, qui est souvent prise de cette indisposition, s'en débarrasse soit avec l'aimant en hétéronome, soit avec une compresse d'eau très chaude appliquée sur le front.

Observation XVIII]

Névralgie sciatique de femme enceinte

Mme S..., demeurant dans le quartier des Ternes, arrivée au huitième mois de sa grossesse, a le ventre très développé; elle ressent, depuis huit ou dix jours, des fourmillements dans tout le membre inférieur droit et une douleur qui suit le trajet du nerf sciatique. Elle se tient difficilement debout et ne peut descendre un escalier.

L'application d'un aimant en demi-cercle sur le membre en position hétéronome, faite pendant un jour, l'a débarrassée complètement des fourmillements et de la douleur.

Juin 1887.

Observation XIX

Dyspepsie arthritique, gastralgie, anesthésie

Mme de C***, rue Jouffroy, nervosique, ayant eu des syncopes, mais pas de vraies crises d'hystérie, est fortement arthritique. Elle a souvent des graviers dans ses urines, des maux de reins, de la dyspepsie et une entérite pseudo-membraneuse qui sont sous la dépendance de la diathèse rhumatismale. Elle a peu de salive et digère mal ou pas du tout les farineux.

Elle a une constipation opiniâtre et des selles dures entourées de fausses membranes, comme cela arrive à certains arthritiques.

Étant son médecin depuis deux mois à peine, j'ai rendu, en moins de trois semaines, les digestions meilleures, la constipation moins grande et supprimé, presque complètement, les accès de gastralgie par le benzoate de lithine, la colchicine, les eaux de Vals, de Contrexéville, les bains très chauds (équivalents des actions hétéronomes et des courants de même sens) en associant à ce traitement le port habituel de deux barreaux aimantés en position hétéronome.

La malade qui était en même temps hémi-anesthésique a recouvré sa sensibilité normale.

Mais, l'ayant examinée ces jours derniers (juin 1887), afin de m'assurer si l'esthésie persistait, et ayant constaté cette existence, j'ai fait sur une de ses mains l'application d'une des miennes en position isonome longitudinale, contracturante; et j'ai ramené ainsi l'anesthésie que j'ai remplacée par le rétablissement de la sensibilité, à l'aide d'une application contraire (main sur main, pouce sur petit doigt et en sens inverse).

Conclusion de cette observation : les applications contracturantes de polarité et de courant doivent être rarement ordonnés aux arthritiques et aux nervosiques. Il semble qu'on devrait leur prescrire avec la même circonspection les douches et les bains froids, qui sont équivalents des applications isonomes.

Observation XX

Hystéro-chorée, datant de six ans

Mlle Julia S....., âgée de vingt-deux ans, habitant rue François Ier, est atteinte d'hystéro-chorée, depuis six ans, avec anesthésie cutanée complete et achromatopsie bi-latérale.

Elle n'a jamais eu de crises avec perte de connaissance. Mais, presque tous les jours, à la même heure, son ventre, son estomac et sa poitrine se soulèvent et s'abaissent tout à coup pendant près de trente minutes, durant lesquelles des liquides mêlés de gaz semblent monter de l'intestin dans l'estomac et en redescendre ensuite pour retourner à leur point de départ en produisant un bruit qui ressemble à un grognement (bruit que l'on peut entendre de plusieurs mètres et qui est on r · peut plus désagréable à la malade).

Tel est l'état de Mlle Julia S..., au 1er mars 1887, jour où je commence à lui donner mes soins.

Je fais appliquer deux gros aimants en demi-cercle sur les membres inférieurs et deux barreaux sur la poitrine, tous en position hétéronome et je conseille de les garder toute la nuit, ce qui est fait.

Le lendemain, je constate à ma grande satisfaction, que la sensibilité est revenue, que la vue est meilleure, la face moins pâle, les mouvements involontaires des mains moins marqués.

Je fais aussi la remarque que les aimants placés sur la poitrine adhérent à la peau quand on veut les enlever.

Il est à noter que la malade portait des bracelets fermés, l'un en or, l'autre en argent, et que la sensibilité cutanée était aussi grande dans leur voisinage que plus loin. Donc, les bracelets n'avaient pu préserver la malade de la manifestation la plus commune de l'hystérie, l'anesthésie;

Je voulus savoir si ces deux métaux appliqués sur les côtés des membres resteraient ainsi sans effets, et voici ce que je fis: je fis placer plusieurs pièces d'or (+) de 20 francs sur la partie externe (+) d'un bras, et plusieurs pièces d'argent (+) de deux francs sur le côté externe de l'autre bras, où elle furent maintenues toute la nuit avec des bandes modérément serrées. Le lendemain, l'anesthésie avait reparu par l'effet de cette application isonome.

Le soir du même jour, les pièces de monnaies furent mises sur le côté interne (—) des membres, et elles ramenèrent la sensibilité (cette application ayant produit une action hétéronome).

A partir de ce moment, l'épreuve était faite ; les mêmes métaux produisaient sur ma malade, comme sur les sensitifs servant à nos expériences, l'anesthésie en position isonome et l'esthésie en position hétéronome, de même que les aimants et le courant continu de la pile.

Dès lors je ne prescrivis plus que les applications d'aimants.

Le résultat fut celui-ci : l'esthésie persista jusqu'au 7 mars.

Mais ce jour-là l'anesthésie cutanée reparut : les spasmes de l'estomac et du ventre et les accès de migraines furent aussi violents qu'avant l'application des aimants. L'examen de la vue me permit de constater la confusion suivante :

L'œil droit confond	L'œil gauche confond
Le blanc avec le jaune.	Le jaune avec le blanc.
Le noir avec le vert.	Le noir avec le gris.
Le vert clair avec le bleu.	Le mauve avec le bleu.
L'orangé avec le gris.	Le vert foncé avec le gris.
Le vert foncé avec le marron.	

Le 8 mars, la sensibilité cutanée qui était revenue par l'effet de l'application des aimants pendant la nuit, disparait de nouveau après qu'on les a enlevés.

Leur remise en place ramène l'esthésie.

Depuis cette époque, les aimants ont été seulement appliqués sur la poitrine, (ceux des membres gênant trop la malade) et ont été gardés nuit et jour.

Une amélioration notable a été obtenue. Aujourd'hui, si la malade a encore des retours passagers d'anesthésie, de migraine et de tristesse, elle est plus solide sur ses jambes, son appétit est devenu excellent, ses couleurs sont moins fugitives et tous les mouvements choréïques ont cessé.

Au moment où j'écris, je la soumets, d'après les lois que nous avons formulées, à l'application des courants continus faibles, dont l'influence salutaire s'est fait si promptement sentir que j'ai le droit d'espérer un amendement très prochain des troubles qui existent encore.

C'est ainsi que plusieurs fois, j'ai pu presque instantanément lui restituer, lui faire perdre et lui rendre de nouveau la sensibilité cutanée, la débarrasser en 7 ou 8 minutes d'une forte migraine, lui rendre pour plusieurs jours la vue des couleurs et la coloration du visage, et la faire, en même temps, passer de la tristesse au contentement, conséquence du bien être qu'elle ressent des actions électriques rationnellement appliquées.

En lui faisant fixer pendant une ou deux minutes, un carré de papier bleu (—) avec l'œil gauche (+) ou un papier rouge (+) avec l'œil droit (—), ou bien en la faisant regarder à travers des verres de même couleur, j'ai pu plusieurs fois faire disparaître, pour plusieurs jours, l'achromatopsie et l'anesthésie cutanée, aussi bien qu'avec le courant de la pile de même sens. Pareil résultat a été obtenu par des applications chaudes sur la tête.

Observation XXI

Folie

Mlle B..., de Bourg-la-Reine est atteinte de folie mélancolique depuis neuf mois, folie venue à la suite d'un projet de mariage qui n'a pas abouti.

Elle est taciturne, tient les yeux presque continuellement fermés ou baissés vers la terre : quelquefois elle regarde un point imaginaire et semble en extase. Elle ne parle plus que par monosyllabe. Jeune fille très instruite, elle ne sait plus rien dire ni rien faire ; il faut l'habiller, la déshabiller, la faire manger comme un enfant.

Les parents de cette jeune fille me connaissant depuis plusieurs années et ayant lu la « découverte de la Polarité », sont venus me voir et me demander conseil pour leur enfant.

Le père a le tempéramment sanguin ; il est fortement coloré et se plaint continuellement de céphalalgie. Son crâne et son visage sont toujours brûlants, ce qui l'oblige à faire plusieurs fois par jour des ablutions froides. En me reportant à cet état maladif du père, je crus devoir rattacher la folie de la fille à une hyperhémie, plutôt qu'à une anémie cérébrale.

En conséquence, je conseillai l'application de 4 aimants en 1/2 cercle sur les membres en position hétéronome, pour y produire une congestion révulsive ; et, sur la tête, celle d'un autre aimant de même forme, en position isonome, pour en combattre la congestion que je croyais exister. Par ce dernier moyen on devait pouvoir, selon moi, déterminer le sommeil nerveux, puis essayer de guérir la folie par la suggestion comme l'avait fait plusieurs fois M. le Dr Voisin.

Le traitement fut commencé à la fin de décembre 1886.

Dans le courant de janvier, Mme B..., vint me donner des nouvelles de sa fille et m'apprendre que toute la famille de la jeune fille avait remarqué que l'aimant mis sur la tête lui faisait mal et augmentait la folie, car elle était plus calme quand on les lui retirait. Je crus néanmoins devoir engager Mme B.... à persévérer, en lui assurant que si nous pouvions obtenir l'état somnambulique, nous rendrions peut-être la raison à sa fille.

On continua donc; mais devant l'augmentation du trouble, se montrant à chaque application portée sur la tête, j'ordonnai la suppression de cette partie de ma première prescription, en maintenant les actions hétéronomes sur les membres.

A partir de ce moment, un mieux, tous les jours plus marqué, se manifesta et, quinze jours plus tard, au grand étonnement de tout le monde, la malade sembla sortir d'un long rêve et se trouva guérie. La joie des siens, fut grande, et on voulut faire tout ce qui était possible pour rendre cette guérison durable.

Les parents pensaient toujours à l'emploi de la suggestion pour obtenir une guérison définitive. Et comme ils savaient que, pour être suggestionné, il faut être hypnotisé, ils revinrent aux applications isonomes sur la tête; le résultat fut affreux : la jeune fille retomba dans sa folie et devint d'une méchanceté dangereuse. Elle eut une violente crise qui effraya et découragea les parents, lesquels se décidèrent, au troisième jour de l'accès, à la conduire de suite dans un établissement d'aliénés. — L'accès dura trois jours et fut suivi d'un retour complet à la raison. Au bout d'un mois, elle en sortit complètement bien pour rentrer dans sa famille où, depuis plusieurs mois, sa raison et son intelligence d'autrefois ne se sont pas trouvées un jour endéfaut.

Cette guérison se maintiendra-t-elle ? Je l'ignore; car il peut exister dans cette famille des prédispositions héréditaires capables, sous l'influence d'une cause insignifiante, de reproduire les troubles cérébraux qui sont la condition physiologique nécessaire de la folie.

Mais elle prouve que nous avons désormais des moyens sûrs de modifier cette circulation, de la réduire au minimum ou de l'activer, suivant que nous emploierons des actions contracturantes ou des actions décontracturantes.

On a vu Mlle B... rendue à la raison par les actions hétéronomes, qui ont fait cesser le spasme des vaisseaux de tous ses membres, d'où ce changement s'est avancé peu à peu vers le cerveau, auquel il s'est alors imposé ; ensuite une action inverse, résultat d'une application isonome contracturante, a ramené pour quelque temps l'anémie de la couche corticale du cerveau et, avec elle, la folie.

Mais les applications hétéronomes faites pendant quinze jours ou trois semaines, à l'exclusion de toutes autres, avaient assez modifié la santé générale et l'état du cerveau, pour qu'une application isonome d'un moment ne put faire perdre complètement à la malade le bénéfice des premières ; voilà pourquoi Mme B... a guéri malgré cette erreur, devenue une leçon qui aura une grande valeur et dont il faudra se souvenir désormais.

Cette erreur nous apprend qu'il peut être dangereux de chercher à endormir, pour suggestionner ensuite ; car la folie est un sommeil, et les actions, quelles qu'elles soient, qui favorisent la production du somnambulisme étant contracturantes, ne peuvent qu'augmenter l'anémie cérébrale, cause physiologique de la folie.

Observation XXII

Folie produite par les actions hypnogènes appliquées sans méthode

Une personne mise en somnambulisme et non convenablement réveillée peut accuser des troubles des facultés intellectuelles et affectives. — Le Dr Despine en cite un cas dans sa physiologie psychologique (1). Il s'agit d'une jeune fille qui, fascinée et endormie, puis violée à son insu par un mendiant du nom de Castellan doué d'une grande puissance magnétique, et non « dégagée » ensuite, resta folle pendant plusieurs mois.

Il en existe un autre cas en ce moment, mais qui diffère du premier en ce qu'il n'y a eu aucune intention coupable du magnétiseur, qui n'a été qu'imprudent et ignorant. Voici le fait : M. X..., étudiant en médecine, s'étant rendu, il y a quelques mois, dans sa famille habitant une petite ville du Midi, rendit visite à une de ses cousines, jeune fille instruite et très intelligente, à qui il parla de ce qu'il appelait les prodiges accomplis par les médecins de la Salpêtrière sur certaines pensionnaires de cet hôpital. Il parla

(1) D[r] Pr. Despine. *Étude scientifique sur le somnambulisme*, p. 201.

tant et si bien qu'il obtint que sa jeune parente se fit magnétiser par lui. Elle le fut, en effet, mais elle ne put être réveillée et, depuis, elle a perdu la raison.

Je crois qu'elle est susceptible de la recouvrer par l'application rationnelle des moyens dont la science dispose aujourd'hui ; mais il faudrait se hâter.

Observation XXIII

Folie commençante

M. X..., compositeur de musique, présente depuis plus d'un an certains troubles des facultés intellectuelles dont il commence à se rendre compte lui-même ; il a des hallucinations qu'il sait être telles et dont il souffre au plus haut point, ce qui l'empêche d'avoir un sommeil réparateur. Une migraine presque incessante ajoute encore à ses souffrances morales. Ce n'est pas un alcoolisé, il est, au contraire, très sobre ; il a peur de devenir fou.

Il y a quinze jours qu'il est venu me voir et me demander un avis ; je lui ai prêté deux barreaux aimantés qu'il porte sur la poitrine (en hétéronome), et lui ai fait faire un plastron polarisé qu'il met sous le cuir de son chapeau. En même temps il se fait lisser la tête avec un fer chaud, tous les jours. Quand il le pourra, il viendra se faire électriser et portera des aimants recourbés, de manière à utiliser la position des pôles et les actions des courants de même sens.

Mme X... est venue me donner des nouvelles de son mari et m'a annoncé qu'il allait beaucoup mieux depuis qu'il applique sur la tête un aimant en demi-cercle. Il espère maintenant que mon traitement le guérira (1).

Observation XXIV

Folie récente

Au mois d'avril 1887, Mme X..., femme du maître d'armes d'un des régiments d'infanterie casernés à Paris, venait de perdre son unique enfant, âgé de 5 ans, mort de la fièvre scarlatine, à l'hôpital des enfants.

En apprenant la fatale nouvelle, Mme X... avait perdu subitement et complètement la raison.

Appelé auprès d'elle, quelque temps après l'accident, je la trouvais avec les yeux hagards et ne prononçant que des paroles incohérentes.

(1) Nous apprenons que le malade est complètement guéri. (Nov. 1887).

Les personnes présentes et son mari m'assurèrent qu'elle n'avait cessé de déraisonner depuis une heure. C'était la première fois qu'on l'avait vue dans cet état.

Je prescrivis une potion bromurée et recommandai aux personnes qui l'entouraient de faire sur sa tête des applications manuelles non interrompues, en s'y employant tous les uns après les autres, et en se servant de la paume de la main gauche sur le front, et de celle de la main droite sur la nuque (les doigts dirigés en haut), ce qui donnait une position hétéronome et un courant de même sens que le courant de la malade.

Ces applications furent faites pendant une grande partie de la journée, et le soir à six heures, étant venue faire une seconde visite, je constatai avec satisfaction que le calme et la raison étaient revenus à la malheureuse mère.

Observation XXV

Hystérie et hemi-anesthésie

Observation de M. le docteur Doutrebente, médecin en chef de l'asile des aliénés de Blois, communiquée à l'association des médecins de Loir-et-Cher dans la séance de cette Société du 3 juin 1886.

« J'ai utilisé cette découverte, dit M. le docteur Doutrebente, (celle de la Polarité humaine) pour le traitement d'une malade, atteinte d'hémianesthésie depuis deux ans ; cet état avait résisté aux traitements les plus énergiques ; tout d'abord j'avais employé les différentes méthodes esthésiogéniques énumérées dans la revue du docteur Romain Vigouroux, spécialiste de l'école du professeur Charcot. Les derniers traitements préconisés par cet auteur ne reposent pas sur des données scientifiques bien précises ou déterminées ; on peut dire, sans crainte d'exagération, que ce sont des médications empiriques. En opérant ainsi je n'ai obtenu que des résultats irréguliers et absolument insuffisants ; c'est alors que mettant à profit les renseignements fournis par M. de Rochas, j'ai appliqué sur ma malade un aimant en fer à cheval, de façon à mettre en rapport les pôles de noms contraires (c'est-à-dire le pôle positif de l'aimant en rapport avec le pouce, et le pôle négatif en rapport avec le petit doigt). L'effet désiré s'est produit presque immédiatement à savoir : que l'hémianesthésie disparaissait et que, après le retour de la circulation, la chaleur revenait dans le membre malade. Nous avons vu aussi le sang suinter après une piqure d'aiguille, ce qui ne se produisait pas auparavant ; les applications d'aimants ont été continuées régulièrement pendant quinze jours et pendant une durée de cinq minutes à chaque séance (six séances par jour).

Au bout de ce temps, la malade nous a quitté et est retournée dans sa famille complètement débarrassée de ce syndrôme hystérique qui a malheureusement reparu un mois après.

Le traitement qui nous a réussi une première fois vient d'être à nouveau avec le même succès ; nous avons lieu d'espérer que maintenant il aura un résultat définitif, si l'on songe que la malade en arrivant chez elle, a eu, avec des émotions morales bien faciles à comprendre, l'arrivée concomitante de la période menstruelle ; *notons enfin que, depuis l'amélioration de l'hémianesthésie, nous avons vu complètement disparaître les grandes attaques d'hystérie qui se produisaient auparavant cinq ou six fois par semaine.*

Observation XXVI

Hystérie et hémianesthésie

A l'observation de M. le docteur Doutrebente, nous sommes heureux de pouvoir ajouter le fait suivant qui nous arrive aujourd'hui 22 juin 1887 au moment où nous terminons notre mémoire; elle est du docteur Bottey, ancien interne à l'Hospice de la Salpêtrière, aujourd'hui médecin en chef de l'établissement de Divonne-les-Bains, et trop connu par ses écrits pour que nous ayons à insister sur sa haute compétence dans la question qui nous occupe.

Voici la lettre de M. le docteur Bottey :

Divonne-les-Bains, juin 1887. — Je pense vous faire plaisir en vous signalant une confirmation de votre théorie de la Polarité.

Chez une hytérique, j'ai fait cesser une hémianesthésie, datant de dix-huit mois, par l'application en hétéronome, pendant deux nuits, d'un aimant en barreau.

L'application isonome que j'avais pratiquée auparavant avait produit le transfert, mais sans résolution.

La résolution a été obtenue *complète* et *durable* avec l'application hétéronome.

Le 4 juillet, M. Bottey nous a signalé une nouvelle guérison d'hemi-anesthésie obtenue chez une hystérique par des applications hétéronomes.

Fait curieux à noter, dit le docteur Bottey, chez mes deux malades guéries, les applications hétéronomes n'ont produit d'abord aucun transfert ; il a fallu au préalable que je mette, pour ainsi dire, l'anesthésie en branle en opérant un premier transfert par application isonome ; puis, une fois ce transfert obtenu, les applications consécutives en hétéronome m'ont produit la résolution.

IX

ESQUISSE HISTORIQUE SUR LA MÉTALLO-THÉRAPIQUE

ET LA MAGNÉTO-THÉRAPIE

Les actions qui résultent des applications des métaux et des aimants à la surface du corps, n'avaient pu être comprises jusqu'à ce jour. La preuve en est fournie, en ce qui concerne les métaux, par le docteur Petit, qui, dans son savant ouvrage « la *Métallo-thérapie*, ses origines, son histoire, etc. » (1) nous fait connaître que si l'application des métaux à la surface du corps dans un but thérapeutique remonte à une époque très ancienne et était regardée par Aristote, Gallien, Paul Egine, Aétius, Alexandre de Tralles, Paracelse, etc., comme possédant des propriétés particulières dans le traitement d'affections les plus diverses, ces praticiens célèbres ignoraient l'aspect scientifique de la question et attribuaient l'efficacité de leurs remèdes aux inscriptions magiques qu'ils portaient.

Quant aux aimants, ils furent employés par Lenoble en 1754, par le Père Hell vers 1774 et quelques années plus tard par Mesmer avec un tel succès qu'il semblerait que ces observateurs aient dû en faire l'application conformément à certaines règles, qu'ils ont tenues cachées.

Il paraît au moins certain que Mesmer attribuait les effets favorables, obtenus par cette méthode, à la position qu'il donnait aux aimants. Mais il n'a pas dit quelle devait être cette position.

L'application des métaux et des aimants était abandonnée depuis longtemps, lorsque Despine vers 1820 et Burq en 1849

(1) C'est dans cet ouvrage que nous avons puisé les principaux éléments de cette esquisse historique.

commencèrent à faire usage de plaques de métal d'une manière plus méthodique. Le dernier de ces auteurs, convaincu de la grande valeur de ce traitement, dans un grand nombre de maladies et surtout dans celles des systèmes nerveux et musculaire, entreprit dès lors, en faveur de la métallo-thérapie, une campagne qui ressemble fort, dit le docteur Petit, et par les moyens employés et par les difficultés à vaincre, à celles de Mesmer; mais plus heureux que ce dernier, le médecin français a pu mener son œuvre à bonne fin et obtenir, après avoir combattu pendant trente ans pour le triomphe d'idées qu'il croyait justes, la récompense que méritaient ses travaux : la discussion de la métallo-thérapie devant les sociétés savantes, dont deux, l'Académie de médecine et la Société de biologie lui ont accordé la première le prix Barbier; la seconde : le prix Godart, cette dernière à la suite du rapport favorable d'une commission composée d'hommes éminents (M. le professeur Charcot, M. Luys et M. Dumontpallier).

Burq employait les métaux sous forme de plaques contre les anesthésies, les contractures hystériques et contre les crampes des cholériques. Il les appliquait sur le membre ou le côté anesthérié ou contracturé, les maintenant plus ou moins longtemps, suivant les malades. Il avait reconnu que le même métal ne convenait pas à tous les sujets et pour trouver celui qui ramenait la sensibilité aux individus atteints d'hystérie et supprimait peu à peu les autres manifestations de cette névrose, il procédait par tâtonnement : il essayait de plusieurs métaux jusqu'à ce qu'il eut trouvé celui qui convenait à la malade. C'était là l'objet de la métalloscopie. Le métal dont l'application sur un point du corps ramenait la sensibilité était donné en même temps à l'intérieur à l'état de sel. Cette administration constituait la métallo-thérapie interne.

Burq attribuait l'action des métaux à une force inconnue dans son essence, mais qui lui paraissait être analogue au magnétisme et à l'électricité.

Les membres de la commission de la Société de biologie avaient reconnu l'exactitude des faits avancés par Burq et avaient découvert en outre que les applications métalliques produisaient un phénomène curieux qui avait échappé à l'observation de Burq ; c'était le transfert ou le passage de l'anesthésie du côté malade au côté sain.

En présence des faits observés par lui et par les autres membres de la commission, M. le professeur Charcot avait émis l'idée que les phénomènes déterminés par l'application des métaux étaient peut-être dûs à des actions électriques produites par le contact d'un métal à la surface cutanée.

Onimus avait attribué l'électricité produite à l'action de courants électro-capillaires ; Rabuteau à une simple action chimique née du contact du métal avec la peau humide, explication inadmissible puisque certains sujets sont influencés par un métal sans aucun contact. Regnard constata que dans tous les cas l'application des plaques métalliques déterminait un courant dont on pouvait mesurer l'intensité au galvanomètre.

D'autre part, des courants de la pile appliqués de la même manière et de même force que ceux obtenus par les métaux produisaient chez les malades les mêmes effets que la métallo-thérapie.

Ces effets de l'électricité ont été signalés également par Marigliano et Sépelli.

Des courants de la pile aux aimants il n'y a qu'un pas, suivant l'expression du docteur Petit. M. Charcot et après lui M. Debove, après avoir expérimenté ces derniers et reconnu que les effets de l'aimantation sont plus rapides, plus intenses et plus constants que ceux des métaux et de l'électricité et qu'elle réussit chez un plus grand nombre de malades, n'emploie presque plus que les aimants dans les anesthésies hystériques ou organiques.

Les faits consignés dans les rapports de M. Dumontpallier ont été confirmés par les expériences et les observations de M. Westphal, professeur à l'Université de Berlin, qui en communiqua le résultat en juin 1878 à la Société médicale de cette ville, et répétés par Thomson, Wilks, Ost, Mader, Tuke, Hugues-Bennet, etc., avec quelques légères différences dans l'ensemble des phénomènes observés.

Westphal n'a pas pourtant toujours constaté le phénomène du transfert ; il a vu également plusieurs métaux produire les mêmes effets chez la même malade, et l'application de sinapismes, de plaques métalliques recouvertes de vernis ou de cire à cacheter avoir la même action.

Hugues-Bennet (de Londres), n'admet pas que chaque individu soit influencé par un métal particulier, unique, à l'exclusion des autres et il ne croit que les phénomènes observés soient dûs à une propriété particulière des métaux, car il a pu les provoquer avec des disques de bois. Aussi se demande-t-il si les modifications qui se sont produites à la suite de ces applications sont dues à quelque propriété spéciale, électrique ou autre, provenant d'un métal particulier ou résultant de l'influence que son application exerce sur l'esprit, qui, à son tour, réagit sur le corps. Il penche pour cette manière de voir.

C'est aussi l'opinion du docteur Beard, de New-York, qu attribue les phénomènes à l'*expectant attention*, et du docteur Horatio Donkin, qui reproche gravement aux expériences de la Salpétrière de manquer de rigueur expérimentale.

Tuke, qui avait suivi ces expériences, était d'un avis entièrement opposé !

M. Dujardin-Beaumetz, obtint aussi des applications du bois les mêmes effets que des métaux ; mais il repoussa néanmoins complètement l'opinion des médecins anglais, au sujet du rôle qu'ils font jouer à l'*expectant attention* dans les phénomènes de métalloscopie. Il voulut attendre de nouveaux faits pour interpréter les précédents.

Maggiorani, après avoir constaté l'exactitude des faits annoncés par Burq, MM. Dumontpallier et Charcot, déclare qu'il n'a pas trouvé ces courants électriques qui, d'après ces observateurs, se développeraient au contact des métaux et du tégument chez les hystériques traitées par l'application de plaques métalliques, quoique les effets de cette application fussent très marquées.

Schiff (de Genève), rejette, comme Maggiorani, l'idée de l'existence d'un courant électrique, en rappelant que Westphal a vu les effets physiologiques de la métalloscopie, se produire même après avoir séparé les métaux de la peau par un corps mauvais conducteur (soie, cire à cacheter, bois), et que lui-même a obtenu des effets esthégiogènes par l'application de corps très chauds, un sinapisme, etc., et par l'action d'un aimant placé à une distance de 6 mètres du sujet, ce qui semble indiquer qu'il s'agit là d'autre chose que d'une action électrique.

Schiff, pour expliquer l'apparition du même phénomène sous l'influence d'agents si divers, métaux, aimants, chaleur, impression morale, invoque une condition commune à tous les facteurs : la propriété de produire des vibrations moléculaires, très rapides, variables suivant les corps et transmissibles au système nerveux, dont l'état serait, par ce fait, plus ou moins profondément modifié.

Le Dr Gradle (de Chicago), se refuse, lui aussi, à mettre en doute la bonne foi de nos compatriotes. Cependant, il n'admet pas l'explication donnée par Regnard du rôle de l'électricité dans les phénomènes métalloscopiques. Avec Kalembourg, il serait disposé à attribuer la variation du courant engendré par l'application sur la peau des plaques métalliques à la nature chimique de la sécrétion cutanée, variable suivant les individus et sujette à s'exagérer dans les affections nerveuses.

Mais tout cela, selon lui, ne donne pas une explication suffisante de la métalloscopie. Il estime que la théorie la plus d'accord avec les faits est celle de Vigouroux qui veut que la condition essentielle du phénomène métalloscopique soit une variation de degré et de durée différents, suivants les sujets, de la tension électrique sur un point quelconque de l'organisme (1).

Enfin, il paraît probable, ajoute Gradle, que la production des courants qui s'observent à la suite de l'application de corps non métalliques aussi bien que de corps métalliques, a pour cause les changements de température déterminés sur la peau par le contact de ces corps, car des courants thermo-électriques peuvent être produits par des inégalités de température que, d'après Du Bois-Reymond, l'on ne croyait pas généralement capables de posséder cette influence, et d'un autre côté chaque corps, en affectant différemment la surface cutanée, doit donner naissance à des courants d'intensité variable. C'est ce qui expliquerait la différence des résultats obtenus avec l'or, l'argent, le fer, le cuivre, le zinc, l'étain, le bois, l'ivoire, la glace, etc.

Pour Wilks, ni l'action galvanique, ni l'influence mentale ne peuvent expliquer l'effet des métaux dans l'hystérie, et d'ailleurs on ne pourrait, d'après lui, tenter aucune explication avant d'être parfaitement renseigné sur la nature de la force nerveuse.

Cependant, M. Vulpian a, dès 1875, montré que l'emploi de l'électricité pouvait remplacer les applications métalliques pour ramener la sensibilité. Il a vu un malade atteint d'hémi-anesthésie produite par une lésion cérébrale, chez lequel on a pu faire disparaître lentement l'insensibilité dans tous les points de la moitié du corps affectée, en électrisant une région très limitée de ce côté à l'aide de courants faradiques d'une assez grande intensité, et il a constaté plus tard des résultats analogues dans des cas d'hémi-anesthésie déterminée soit par une lésion de l'encéphale, soit par des troubles fonctionnels hystériques.

(1) *Gazette médicale de Paris*, 1887, p. 619.

Les faits rapportés par M. Vulpian, ne prouvent, à notre avis, qu'une chose : c'est que l'électricité d'induction peut quelquefois produire les mêmes effets physiologiques et thérapeutiques que les métaux. Mais après, comme avant, nous répéterons, avec Gradle : tout cela n'explique pas d'une manière satisfaisante les phénomènes de la métalloscopie.

Les recherches entreprises sur l'influence du magnétisme par MM. Proust et Ballet, à la suite de celles de M. le professeur Charcot, quoique du plus haut intérêt, n'ont pas donné la solution du problème. Ces Messieurs, dont les études ont porté sur onze malades atteints les uns d'anesthésie hystérique, les autres d'anesthésie toxique ou organique, ont obtenu de l'application des courants tout ce qui avait été obtenu avant eux avec les métaux, dans des conditions semblables : retour de la sensibilité, transfert de l'anesthésie, et, en plus parfois, l'état hypnotique. Cependant, dans tous les cas auxquels ont eu affaire les auteurs, la sensibilité n'a été rétablie que temporairement et s'est maintenue d'autant plus longtemps que le nombre des applications des aimants devenait plus considérable.

MM. Proust et Ballet ont constaté, qu'après avoir hypnotisé des hystériques, la contracture provoquée est tellement énergique, qu'il est impossible de la vaincre par la force, et qu'elle peut persister après le réveil. Si l'on applique un aimant sur les muscles contracturés, on observe une exagération de la contracture ; si l'aimant est placé sur la région symétrique du côté opposé du corps, on produit la contracture de cette région et l'on fait cesser la contracture primitive. Il faut rendormir la malade pour faire disparaître la contracture transférée.

Les auteurs se contentent de rapporter les faits qu'ils ont observés sans les expliquer, sans nous dire s'ils leur ont paru avoir quelque rapport avec la position des pôles des aimants, avec leur application longitudinale ou perpendiculaire. Mais ils ont reconnu que l'aimant possède des propriétés puissantes au même titre que les métaux et que l'électricité, et qu'on ne saurait appliquer impunément les aimants aux malades, car trois hommes sur lesquels ils ont été expérimentés se sont plaints, chaque fois que l'application a été un peu prolongée, de douleurs très vives au niveau de l'épigastre et de la partie antérieure du thorax, douleurs rendant l'inspiration très pénible et s'accompagnant de dypnée avec boulimie.

Si les auteurs avaient connu la polarité, ils auraient provoqué à coup sûr, chez les hystériques au moins, le retour de l'esthésie par des applications hétéronomes, le transfert de l'anesthésie par des applications isonomes sur la région symétrique du côté opposé ; ils auraient épargné à leurs malades les douleurs épigastriques, la constriction de la poitrine et la dypnée qui, étant toujours occasionnées par des applications isonomes, sont évitées ou enlevées par des actions hétéronomes ; ils auraient facilement réduit par une action hétéronome, sans être obligés de rendormir le sujet, la contracture transférée et ayant persisté après le réveil ; enfin, ils auraient compris que si quelques-uns de leurs malades se sont endormis pendant les applications faites sur l'abdomen ou le thorax, c'est parce que la position des pôles de l'aimant était isonome, et que cette position contracture d'abord la région sur laquelle l'aimant est appliqué, puis peu à peu les parties voisines et finalement les vaisseaux de la couche corticale du cerveau, d'où résulte l'anémie de l'organe et le sommeil.

Comme on le voit, il n'existait jusqu'à la découverte de la Polarité, aucune explication admissibles de phénomènes de la métalloscopie et de ceux résultant de l'application des aimants. Ces phénomènes n'étaient soumis à aucune loi, à tel point qu'un observateur n'était jamais sûr de pouvoir obtenir à deux jours d'intervalle les mêmes phénomènes en employant les mêmes moyens, nous voulons dire des moyens qui lui paraissaient semblables.

Ce que nous venons de dire de l'application des métaux est également vrai des applications manuelles et autres de même ordre

Depuis Mesmer qui avait compris que chaque membre de l'homme était un aimant ou une branche d'aimant (et qui savait sans l'avoir dit ce me semble, explicitement à ses élèves, qui n'en auraient certes pas gardé le secret, que de la position de l'aimant dépendait l'efficacité de son action), les adeptes du mesmérisme, ont tenu peu compte de cette opinion du maitre : ils ont, pour la plupart, magnétisé sans comprendre le mode d'action des mouvements qui constituent les passes, celui de l'imposition des mains et des autres pratiques qu'ils emploient. Toutefois quelques-uns avaient cru que les moyens dont ils se servaient équivalaient à des applications électriques ; mais le plus grand nombre était persuadé que leur volonté seule suffisait à tout, sans qu'elle eut besoin d'être exprimée, semblant ne pas com-

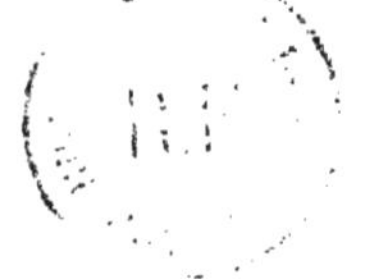

prendre que leurs regards, leurs gestes, leurs mouvements, la dévoilaient suffisamment. Ceux-là faisaient de la suggestion sans le savoir.

Mais à côté des disciples de Mesmer, employant des passes et croyant cependant à l'action directe de la volonté de l'expérimentateur sur le sujet, des observateurs avant reconnu que cette volonté pour être efficace et porter tous ses fruits, a besoin d'être bien comprise, se contentaient, comme l'abbé Faria, d'agir par persuasion, c'est-à-dire d'annoncer au sujet, comme certain, comme arrivé ou prêt à venir, le phénomène voulu. C'est la méthode franchement suggestive du Dr Liébaut, qui pourtant accompagne toujours ses paroles de quelques légères pressions ou frictions sur les globes occulaires et sur le front, méthode rajeunie et vulgarisée par M. le professeur Bernheim, pour qui elle serait supérieure dans le traitement des maladies nerveuses, à l'emploi des métaux, des aimants et peut-être de l'électricité, ce qui est loin d'être prouvé, car la suggestion n'est possible qu'avec les malades hypnotisables, et le plus grand nombre ne peut être endormi.

Ceux qui ont attribué une réelle influence aux applications manuelles, étaient dans le vrai, bien qu'ils n'en comprissent pas le mécanisme. Cette puissance modificatrice était connue des initiés des temples de l'Inde, de l'Égypte, de la Grèce et de Rome, dont les prêtres guérissaient les malades qui venaient les consulter, tantôt par l'imposition des mains, tantôt par l'application des dépouilles d'animaux fraîchement égorgés.

C'est ainsi qu'à Rome, suivant M. le comte de Rochas, qui le rapporte dans son beau livre « *Les forces non définies* », les prêtres enveloppaient très souvent les malades dans la peau encore chaude d'un mouton ou d'un autre animal, et obtenaient très fréquemment par ce moyen des guérisons remarquables. Nous ne savons s'ils comprenaient le mode d'action de cette pratique, mais ce qui est vrai, c'est que ce moyen équivalait à une large et douce électrisation. Quand le courant de la peau de l'animal était de même sens que le courant du malade, il devait guérir les anesthésies, les contractures, les raideurs musculaires, chasser le froid de la peau, réduire les spasmes, calmer les migraines et les névralgies, tandis qu'une disposition inverse de cette enveloppe produisait des effets contraires.

Telles étaient les obscurités et les incertitudes de la médecine des métaux, des aimants et des applications animales, quand la polarité est venue expliquer les inconstances et les anomalies (jusqu'à ce jour incomprises) de toutes ces actions, donner la loi qui les gouverne, apporter les moyens de leur faire toujours produire des effets semblables, apprendre que l'identité des phénomènes qu'elles déterminent est due, dans les applications perpendiculaires, à un même mode de rayonnement (le rayonnement électrique commun à tous les corps), rayonnement qui étant positif et négatif pour les uns, et positif ou négatif pour les autres, produit des changements différents, suivant qu'il se porte sur une région de même polarité ou de polarité différente ; que dans les applications longitudinales, elle est due à des courants de direction semblable, quand la polarité et la position des corps mis en contact avec la peau sont semblables, courants analogues à celui de la pile et se dirigeant toujours du corps positif au corps négatif.

TABLE DES MATIÈRES

PREMIÈRE PARTIE

SECONDE PARTIE

Paris. — Imp. MAROT, et Cie, 6, rue Saint-Lazare.

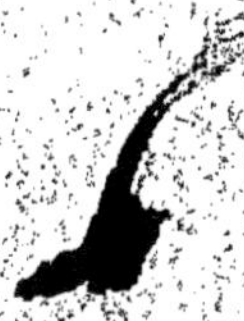

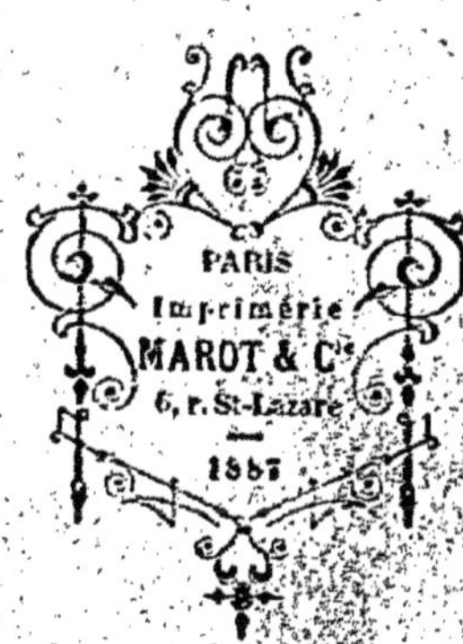
PARIS
Imprimerie
MAROT & Cie
6, r. St-Lazare
1887

BIBLIOTHEQUE NATIONALE DE FRANCE
3 7531 00411533 4

www.ingramcontent.com/pod-product-compliance
Ingram Content Group UK Ltd.
Pitfield, Milton Keynes, MK11 3LW, UK
UKHW020351230726
13925UKWH00003B/1070